Triage

# Triage
# Klacht- en patiëntgerichte telefonische communicatie

Tweede, herziene druk

H. Derkx
H. van Rooij

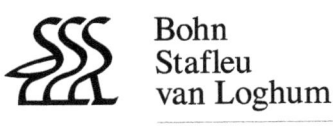

Houten 2010

© 2010 Bohn Stafleu van Loghum, onderdeel van Springer Media
Alle rechten voorbehouden. Niets uit deze uitgave mag worden verveelvoudigd, opgeslagen in een geautomatiseerd gegevensbestand, of openbaar gemaakt, in enige vorm of op enige wijze, hetzij elektronisch, mechanisch, door fotokopieën of opnamen, hetzij op enige andere manier, zonder voorafgaande schriftelijke toestemming van de uitgever.

Voor zover het maken van kopieën uit deze uitgave is toegestaan op grond van artikel 16b Auteurswet j° het Besluit van 20 juni 1974, Stb. 351, zoals gewijzigd bij Besluit van 23 augustus 1985, Stb. 471 en artikel 17 Auteurswet, dient men de daarvoor wettelijk verschuldigde vergoedingen te voldoen aan de Stichting Reprorecht (Postbus 3051, 2130 KB Hoofddorp). Voor het overnemen van (een) gedeelte(n) uit deze uitgave in bloemlezingen, readers en andere compilatiewerken (artikel 16 Auteurswet) dient men zich tot de uitgever te wenden.

Samensteller(s) en uitgever zijn zich volledig bewust van hun taak een betrouwbare uitgave te verzorgen. Niettemin kunnen zij geen aansprakelijkheid aanvaarden voor drukfouten en andere onjuistheden die eventueel in deze uitgave voorkomen.

ISBN 978 90 313 8465 5
NUR 891

Basiswerk AG staat onder redactie van:
H. Elling (AA)
J. van Amerongen (DA)
A. Reiffers (DA)

Ontwerp omslag: Mariël Lam, Empel
Ontwerp binnenwerk: Studio Bassa, Culemborg
Automatische opmaak: Alfabase, Alphen a.d. Rijn

Bohn Stafleu van Loghum
Het Spoor 2
Postbus 246
3990 GA Houten

www.bsl.nl

# Inhoud

| | | |
|---|---|---|
| | **Voorwoord** | 7 |
| | **Over de auteurs** | 8 |
| **1** | **Telefonisch triëren** | 9 |
| 1.1 | Inleiding | 9 |
| 1.2 | Triage, doel en uitvoering | 10 |
| 1.3 | Triëren, niet diagnosticeren | 11 |
| 1.3.1 | Zelfzorgadvies en vangnet | 12 |
| 1.4 | Protocollen, richtlijnen en standaarden | 12 |
| 1.5 | Triage en praktijkorganisatie | 13 |
| 1.6 | Urgentie en classificatie | 14 |
| 1.7 | Samenvatting | 14 |
| **2** | **Communiceren** | 15 |
| 2.1 | Inleiding | 15 |
| 2.2 | Actief luisteren | 16 |
| 2.2.1 | Telefonisch kennismaken | 17 |
| 2.2.2 | Benoeming en beleving van het (medisch) probleem | 18 |
| 2.2.3 | Verwachting en persoonlijke omstandigheden | 20 |
| 2.2.4 | Anamnese | 23 |
| 2.2.5 | Reactie op (non-)verbale signalen | 23 |
| 2.2.6 | Aandachtig luisteren | 24 |
| 2.2.7 | Samenvatting actief luisteren | 25 |
| 2.3 | Actief adviseren | 25 |
| 2.3.1 | Advies met toelichting | 26 |
| 2.3.2 | Wanneer terugbellen? | 27 |
| 2.3.3 | Controle op begrip en uitvoering | 28 |
| 2.3.4 | Controle op instemming met het advies | 29 |
| 2.3.5 | Een flexibele houding | 29 |
| 2.3.6 | Samenvatting actief adviseren | 31 |

| | | |
|---|---|---|
| 2.4 | Het gesprek structureren | 31 |
| 2.4.1 | Structuur: volgorde van gespreksfasen | 32 |
| 2.4.2 | Samenvatten | 33 |
| 2.4.3 | Persoonsgegevens noteren | 35 |
| 2.4.4 | Het gesprek onderbreken | 36 |
| 2.4.5 | Patiëntvriendelijk telefoneren | 36 |
| 2.4.6 | Het gesprek afsluiten | 37 |
| 2.4.7 | Samenvatting het gesprek structureren | 37 |
| **3** | **Verslaglegging** | **38** |
| 3.1 | Inleiding | 38 |
| 3.2 | Doel van verslaglegging | 38 |
| 3.3 | Inhoud van een verslag | 39 |
| 3.4 | Waar staat het verslag? | 40 |
| 3.5 | Gebruik van afkortingen | 42 |
| **4** | **Spitsuur** | **43** |
| 4.1 | Inleiding | 43 |
| 4.2 | Telefoneren over een afspraak | 43 |
| 4.3 | Telefoneren over andere onderwerpen | 46 |
| 4.4 | Samenvatting spitsuur | 47 |
| **5** | **Werken met de HAAK-scorelijst** | **48** |
| 5.1 | HAAK-scorelijst ter beoordeling van communicatie en verslaglegging | 48 |
| 5.2 | Hoe wordt de HAAK-scorelijst toegepast? | 48 |
| 5.2.1 | Definities van begrippen | 49 |
| 5.2.2 | Algemene structuur van een telefonisch gesprek | 55 |
| 5.2.3 | Samenstelling scorelijst en toelichting op items | 56 |
| 5.2.4 | Verslaglegging | 65 |

# Voorwoord

Je kunt op allerlei manieren met elkaar communiceren, niet alleen met woorden maar ook door houding en gedrag. Wanneer je telefonisch communiceert, zie je de ander niet. Daardoor mis je heel veel informatie die we anders zichtbaar aan elkaar doorgeven. We moeten het gemis aan oogcontact met woorden compenseren, zolang we nog niet gebruikmaken van moderne technieken zoals een webcam.

In een huisartsenpraktijk komen alle inkomende gesprekken in eerste instantie terecht bij de doktersassistente. De doktersassistente maakt alle afspraken, regelt de formulieren voor de prikdienst, verwerkt de aanvragen voor herhaalrecepten en nog vele andere zaken. Daarnaast moet zij ook vaak telefonisch de ernst van een medische situatie inschatten en vervolgens bepalen welke zorg vereist is. Dit laatste heet telefonische triage. De doktersassistente moet dan ook over voldoende medische kennis en over goede communicatieve vaardigheden beschikken om alle vereiste informatie te achterhalen. Na het triagegesprek moet de doktersassistente een verslag schrijven, waarin staat wat met de patiënt is besproken.

Dit cursusboek, *Triage – Klacht- en patiëntgerichte telefonische communicatie*, geeft antwoord op de vraag hoe je goede communicatieve vaardigheden kunt leren voor al die verschillende gesprekken en hoe je een goed verslag van een telefonisch consult kunt schrijven. Wij zijn ons ervan bewust dat niet alle problemen waarmee een doktersassistente te maken krijgt, zoals het voeren van een gesprek met een (veel)eisende patiënt of een patiënt met taalproblemen, kunnen worden opgelost met een cursusboek. Wel is het onze overtuiging dat goede communicatieve vaardigheden een eerste vereiste zijn om ook zulke gesprekken goed te laten verlopen.

Hay Derkx
Harrie van Rooij

## Over de auteurs

Hay Derkx studeerde geneeskunde in Nijmegen. Na enkele jaren als tropenarts in Malawi te hebben gewerkt, was hij ruim zeventien jaar huisarts in Berg en Terblijt. In 2001 was hij betrokken bij de oprichting van een medisch call centre in Tilburg. Vanaf dat moment raakte hij gefascineerd door alles wat met telefonische triage samenhing. Dit resulteerde in 2008 in zijn promotieonderzoek: 'For your ears only': kwaliteit van telefonische triage op huisartsenposten in Nederland. Als onderdeel van dit onderzoek ontwikkelde hij de HAAK-scorelijst, een instrument om de kwaliteit van telefonische communicatie tijdens triage te beoordelen.

Harrie van Rooij studeerde ook geneeskunde in Nijmegen. Hij was tien jaar als huisarts werkzaam in Kaatsheuvel. In 2000 leidde hij de organisatie die de huisartsenpost in Tilburg oprichtte. Vanaf de oprichting van deze huisartsenpost besteedde hij extra aandacht aan de vele verschillende aspecten van telefonische triage en werkte hij mee aan de totstandkoming van de HAAK-scorelijst.

# 1 Telefonisch triëren

## 1.1 Inleiding

Telefonisch triëren is een nieuw begrip binnen de gezondheidszorg. Het woord 'triëren' komt uit het Frans en betekent 'sorteren'. In het Nederlandse leger en bij rampen is het woord triage al langer bekend. In het leger wordt het gebruikt om (gewonde) soldaten te selecteren die snel en ter plekke moeten worden geopereerd of voor wie iedere hulp helaas niet meer mogelijk is of bij wie de verwonding gelukkig meevalt, zodat wondverzorging later kan worden gedaan, vaak op grotere afstand van het slagveld. Ook bij rampen wordt triage uitgevoerd, waarbij grote groepen gewonden snel worden ingedeeld op basis van de ernst van hun verwonding. Op de eerste hulp in een ziekenhuis wordt eveneens via triage bepaald wie het eerst de gewenste medische verzorging moet krijgen. Kenmerkend voor deze vorm van hulpverlening is dat de verzorgers de patiënten[1] kunnen zien, aanraken en onderzoeken. We noemen deze vorm van triage daarom fysieke triage.

Binnen de huisartsenwereld is het begrip telefonische triage eind vorige eeuw, zo rond 1999, geïntroduceerd, toen de huisartsenposten werden opgericht. Vóór die tijd gebruikten huisartsen dit woord niet. Het begrip telefonische triage wordt nu ook in de huisartsenpraktijk gebruikt. Denk maar aan een huisartsenpraktijk waar om vier uur 's middags een moeder belt voor haar zieke zoontje. De huisarts heeft nog vijf mensen op het spreekuur en moet daarna nog een paar visites afleggen. Dan moet jij als doktersassistente bepalen of het kind toch moet komen of niet.

We kennen dus twee soorten triage: fysieke en telefonische triage. Dit leerboek gaat over telefonische triage.

Maar niet alles wat een doktersassistente doet heet triage. Een assistente krijgt nu eenmaal niet alleen medische problemen voorge-

---

[1] Als in dit boek gesproken wordt over 'patiënt' kan het zowel om een mannelijke als een vrouwelijke patiënt gaan.

legd. Veel telefonische gesprekken gaan immers over het maken van een afspraak, het aanvragen van een (herhaalrecept), een verwijsbrief en nog vele andere zaken. Dan spreken we *niet* van triage. Daarover gaat hoofdstuk 4, Spitsuur. Daarin wordt besproken hoe ook die gesprekken op een patiëntvriendelijke en patiëntgerichte wijze kunnen verlopen zonder dat dit jou al te veel extra tijd kost.

## 1.2 Triage, doel en uitvoering

Bij telefonische triage gaat het om twee dingen:
1 Je moet de mate van urgentie bepalen. Dit betekent dat je telefonisch de ernst van een medisch probleem moet inschatten: hoe ernstig is dit probleem, hoe snel is nader onderzoek nodig, is verdere behandeling nu of later nodig?
2 Vervolgens moet je bepalen welke zorg verleend moet worden. Moet de patiënt meteen naar de praktijk of de huisartsenpost komen, stuur je een ambulance, kan het probleem wachten tot morgen?

Om die vragen te kunnen beantwoorden, moet je luisteren en vragen stellen. Die vragen kun je verdelen in twee groepen:
– medisch-inhoudelijke vragen: over koorts (hoe hoog?), keelpijn (sinds wanneer?), pijn (waar?), enzovoort;
– vragen betreffende de patiënt of de beller zelf: is deze ongerust, onzeker, bedlegerig, boos?

Nu komt meteen een belangrijk en ook zeer moeilijk moment in de telefonische triage. De vragen leveren allemaal antwoorden op en jij moet de antwoorden op hun juiste waarde inschatten. Met andere woorden: als iemand vertelt dat zijn zoontje de afgelopen twee uur drie keer heeft overgegeven nadat hij is gevallen, moet jij weten of dat vaak of te vaak is. Je moet niet alleen letten op de medische ernst van een probleem, maar je moet ook rekening houden met de persoonlijke situatie van de beller. Een voorbeeld: een moeder belt en is erg ongerust over de koorts van haar baby. Je hebt allerlei vragen gesteld en het blijkt dat er verder niet veel met de baby aan de hand is. Dan kun je toch besluiten om de moeder even naar de praktijk te laten komen, omdat ze zo ongerust is, dus vanwege de persoonlijke situatie van de moeder.
Uit het bovenstaande volgt dat je naast medisch-inhoudelijke ken-

nis ook moet beschikken over een goede communicatieve vaardigheid om alles boven tafel te krijgen. Je moet niet alleen weten wat je moet vragen maar ook hoe. In hoofdstuk 2 van dit boek, Communiceren, gaan we nader in op de communicatie.

Ben je nu klaar als je de medische ernst van het probleem en de persoonlijke situatie hebt beoordeeld en een zorgadvies hebt afgesproken? Nee, je moet alles wat met de patiënt is besproken ook schriftelijk vastleggen. Het hoeft geen uitgebreid verslag te worden. In hoofdstuk 3 van dit boek, Verslaglegging, gaan we nader in op wat er in het verslag moet staan.

Triëren is dus het vaststellen van de urgentiegraad en het bijpassende zorgadvies. Je stelt dus geen diagnose.

## 1.3 Triëren, niet diagnosticeren

Een patiënt die bij de dokter komt of die jou telefonisch advies vraagt, wil meestal het liefst een diagnose horen en stelt daarom vragen als: 'Wat heb ik?' of 'Die vlekjes bij mijn baby, wat kan dat zijn?' Een diagnose stellen betekent dat je vaststelt welke ziekte iemand heeft. Via de telefoon kun je iemand niet verder onderzoeken en dus kun je telefonisch geen diagnose stellen! Natuurlijk kun je wel aan allerlei diagnoses denken, maar er kan pas een diagnose worden gesteld nadat er nader onderzoek is gedaan. Bij telefonische triage selecteer je dus de patiënten die nader onderzocht moeten worden en bepaal je hoe snel en waar dat moet gebeuren (thuis, in de praktijk, in de huisartsenpraktijk). Dat is al moeilijk genoeg!

Stel dus geen diagnose. Een opmerking als: 'Ja, dat heerst heel erg' gaat wel degelijk in de richting van een diagnose, ook al klinkt dat niet zo. Het kan bedoeld zijn om de patiënt gerust te stellen, maar of dat ook gebeurt, is zeer de vraag. Misschien wil je jezelf geruststellen, maar je loopt dan het zeer grote risico niet meer alert te blijven. Vooral tijdens een griepperiode moet je er steeds weer op bedacht zijn dat een patiënt iets anders kan hebben. Je kunt wel zeggen: 'We horen de laatste dagen vaak deze klachten' of: 'We horen van veel mensen dezelfde klachten.'

Als een patiënt toch om een diagnose vraagt, moet je hem duidelijk maken dat je dat niet kunt: 'Het spijt me, maar ik kan telefonisch geen diagnose stellen.'

### 1.3.1 Zelfzorgadvies en vangnet

Als je besluit dat een patiënt niet binnen de komende uren door een arts hoeft te worden onderzocht, geef je een zelfzorgadvies. Dat betekent dat je de patiënt vertelt wat hij zelf kan doen om de klachten te verlichten, of hoe hij de periode kan overbruggen tot hij de volgende werkdag bij de huisarts terecht kan. Maar de patiënt moet ook weten in welke gevallen hij moet terugbellen. Dit laatste noemen we het vangnetadvies. In paragraaf 2.3, Actief adviseren, komen we hier uitgebreid op terug.

## 1.4 Protocollen, richtlijnen en standaarden

Op school en later in je werk in een huisartsenpraktijk word je dagelijks geconfronteerd met protocollen. Zo is er een protocol wat je moet doen als je ziek bent, als je een dag vrij wilt hebben, hoe je de praktijk 's ochtends moet openen, hoe je het alarm moet aan- en afzetten, hoe je urine moet nakijken, hoe je... enzovoort, enzovoort. En als er geen protocol bestaat, zal al gauw iemand roepen: 'Kan daar een protocol voor gemaakt worden?' In een dergelijk protocol staan dan allerlei regels en werkafspraken. Naast protocollen kennen we ook richtlijnen en standaarden. Een richtlijn beschrijft minder gedetailleerd hoe je moet handelen, terwijl een standaard juist zeer precies beschrijft waaraan een bepaalde handeling moet voldoen. Omdat al die omschrijvingen nogal verwarrend zijn, spreken we in dit boek alleen over protocollen. Een protocol beschrijft precies hoe je geacht wordt te handelen als je met een bepaald probleem te maken krijgt. Het is belangrijk dat je je steeds realiseert dat een protocol niet iets vrijblijvends is. Je kunt niet denken: ach, dat staat wel in het protocol, maar dat volg ik nu maar even niet. Als er voor een bepaald probleem of een bepaalde situatie een protocol bestaat, moet je dat ook volgen. Een uitzondering bestaat er altijd en dus ook voor het volgen van een protocol.

Protocollen dienen in principe altijd te worden gevolgd, tenzij...!

Terug naar telefonische triage. Je moet dus weten wat je moet vragen om een telefonische triage te kunnen doen. Voor een aantal klachten waarvoor mensen bellen, staan de medische vragen die je telefonisch moet stellen, in protocollen. Het Nederlands Huisartsen Genootschap (NHG) heeft ook voor doktersassistentes een aantal telefoonprotocollen ontwikkeld. In de uitgave *Medische achtergronden bij triage* van Sietsche van Gunst (Bohn Stafleu van Loghum, 2009) wordt hier uitgebreid op ingegaan. Daarin is beschreven wat een groep inhoudsdeskundigen vindt dat gevraagd of gedaan moet worden voor een bepaald medisch probleem of een bepaalde situatie. Je moet dus weten welk protocol je moet kiezen en je moet die protocollen ook volgen. Doe je dat niet, dan kun je in grote juridische problemen geraken. Zolang jij je als doktersassistente aan een protocol houdt, kan jou geen onzorgvuldig handelen worden verweten. Mocht je een bepaald protocol niet helemaal begrijpen, dan moet je, voordat je aan de hand van dat protocol overgaat tot het zelfstandig geven van een (medisch) advies, eerst zorgen dat je over voldoende kennis van dat protocol beschikt. Wat moet je doen als je zelf vindt dat dit niet het geval is? Ken je eigen grenzen en maak dit kenbaar aan de huisarts voor wie je werkt. Je moet aangeven wat je wel en wat je niet zelf kunt afhandelen.

## 1.5 Triage en praktijkorganisatie

Nu ben jij als doktersassistente niet de enige die verantwoordelijk is voor een veilige telefonische triage. Om verantwoord te kunnen triëren, moet ook de praktijk voldoen aan een aantal eisen:
- De contacten met patiënten moet je achteraf met de huisarts kunnen nabespreken. Daarvoor moet dezelfde dag voldoende tijd beschikbaar zijn.
- Als je als assistente zelfstandig een medisch advies hebt gegeven, moet een (kort) verslag gemaakt worden, waardoor jouw handelen achteraf kan worden beoordeeld door de huisarts.
- Bij twijfel moet je de mogelijkheid hebben om snel met de huisarts te kunnen overleggen. Dit zal in de meeste gevallen geen probleem opleveren.

Zoals gezegd, soms moet je afwijken van een protocol. Stel, iemand belt en je hebt voor jezelf het gevoel dat er iets aan het verhaal niet klopt, zonder dat je daar nu precies een vinger op kunt leggen. Dan kan dat een reden zijn om die patiënt toch door een arts te laten onderzoeken. Van belang is dat je *schriftelijk vastlegt* dat je weet dat je afwijkt van een protocol en waarom je dat doet.

## 1.6 Urgentie en classificatie

Als doktersassistente moet je dus bij triage de ernst van een situatie inschatten. Een ander woord voor ernst is urgentie. De urgentie kun je aangeven met behulp van een indeling in verschillende klassen van urgentieniveaus: U1 t/m U4:[1]

- U1: Levensbedreigend. De hoogste spoed is vereist. De patiënt verkeert mogelijk in levensgevaar. De huisarts moet onmiddellijk komen, hij/zij moet alles uit de handen laten vallen om naar de patiënt te kunnen gaan. Denk aan ongevallen, een mogelijk hartinfarct, een kind dat stikt. Overweeg of je ook meteen de ambulance belt.
- U2: Spoed. Spoed is ook nu vereist, want de situatie van de patiënt kan zeer snel verslechteren. De huisarts moet de patiënt binnen een uur zien.
- U3: Dringend. De patiënt moet binnen enkele uren worden gezien.
- U4: Routine. Er is geen haast bij. De patiënt kan op het eerstvolgende geschikt moment door de huisarts worden gezien en/of je kunt een zelfzorg- en vangnetadvies geven.

## 1.7 Samenvatting

Telefonische triage betekent de mate van urgentie en de bijpassende zorg bepalen. Daarvoor moet je medisch-inhoudelijke kennis en communicatieve vaardigheden hebben. Na het telefonisch consult moet je ook een verslag maken van wat je met de patiënt hebt besproken. Voor de medische vragen die je moet stellen, bestaan vaak protocollen waarin de vragen staan en ook welk zelfzorgadvies en vangnetadvies je moet geven. Protocollen moeten worden gevolgd, tenzij je een goede reden hebt om daarvan af te wijken. Leg altijd schriftelijk vast waarom je afwijkt van een protocol.

Dit boek, *Triage – Klacht- en patiëntgerichte telefonische communicatie*, gaat over telefonische communicatieve vaardigheid en het maken van een verslag.

---

[1] Uit: *NHG-Telefoonwijzer 2008*

# 2 Communiceren[1]

## 2.1 Inleiding

Met elkaar ergens over praten wil nog niet zeggen dat we ook goed met elkaar communiceren. Daarvan is pas sprake als we van elkaar weten dat we allebei over hetzelfde onderwerp spreken. Soms hoor je iemand zeggen: 'Ik dacht dat je zei...' of 'Bedoelde je dan niet...?' Dit geeft al aan dat men dacht over hetzelfde te praten, wat dus niet zo bleek te zijn. Niet alleen kleine alledaagse problemen tussen mensen maar ook grote internationale conflicten berusten vaak op communicatiemisverstanden.

Onder invloed van allerlei maatschappelijke gebeurtenissen is de manier waarop met patiënten wordt gecommuniceerd de afgelopen decennia aanzienlijk veranderd. Vroeger communiceerde men ziektegericht, tegenwoordig dient patiëntgericht te worden gecommuniceerd. Niet de ziekte, maar de patiënt die zich ziek voelt, staat centraal.

Deze patiëntgerichte wijze van communiceren leidt bij patiënten tot grotere tevredenheid over de zorg die per telefoon wordt verstrekt. Het draagt ook bij aan een efficiënter en effectiever verloop van gesprekken en aan een betere opvolging van adviezen. Ook voor doktersassistentes biedt goede communicatie grote voordelen, omdat zij zullen ervaren dat het veel boeiender is patiëntgericht te communiceren dan alleen maar ziektegericht bezig te zijn.

In dit cursusboek worden de basisvaardigheden van patiëntgericht telefonisch communiceren beschreven. Om de kloof tussen droge theorie en de dagelijkse praktijk kleiner te maken, geven we zoveel mogelijk gespreksvoorbeelden. De teksten die daarbij staan, hoef je niet letterlijk over te nemen. Gebruik in je werk teksten die bij jou passen, maar zorg ervoor dat ze zo neutraal mogelijk zijn, om de kans op een lastige woordenstrijd te vermijden. Stel dat iemand om een visite vraagt en jij vindt dat diegene naar de praktijk moet

---

[1] Uit: HAAK-cursus: *communicatief vaardig telefonisch communiceren*. Auteur: Hay Derkx

komen. Als je dan vraagt: 'Bent u hiermee tevreden?', loop je grote kans dat je een vervelend vervolggesprek krijgt. Vraag je echter: 'Kunt u zich hierin vinden?', dan geef je de ander genoeg speelruimte voor een antwoord en loop je tegelijkertijd minder kans op een lastige discussie.

Dit cursusboek gaat over de vaardigheid om telefonisch te communiceren met een patiënt die belt voor een medisch probleem. Bij een spoedconsult spreek je natuurlijk heel anders met de patiënt dan in minder urgente gevallen. Bij spoedgevallen kun je (bijna) niet anders dan alleen maar ziektegericht bezig zijn. Maar in een huisartsenpraktijk bellen patiënten slechts heel zelden voor een spoedgeval. Dus zijn er iedere dag vele gesprekken waarin patiëntgerichte communicatie vereist is.

Natuurlijk heb je in de huisartsenpraktijk vooral 's ochtends heel veel telefoontjes van mensen die een afspraak willen maken of die een recept willen laten verlengen. In die vaak zeer korte gesprekjes kun je al je communicatieve vaardigheid tonen. En in de loop van de dag krijg je zeker ook te maken met gesprekken waarin je andere en meer uitgebreide communicatieve vaardigheden moet kunnen tonen. Denk maar aan een moeder die om 11 uur belt voor haar zieke kind, terwijl het spreekuur al vol zit. Dan is dat gesprek een duidelijk telefonisch consult waarbij je goed gebruik kunt maken van je communicatieve vaardigheden.

Oefening baart kunst en dat geldt ook voor het aanleren van communicatieve vaardigheden. Daarom hebben we een aantal oefeningen beschreven die je met een collega in een rollenspel kunt spelen. Ze staan steeds in een apart kader. Zorg ervoor dat je elkaar niet kunt zien, anders geef je ongewild informatie door via je houding of door een bepaalde gezichtsexpressie. Zeg ook niet wat je gaat oefenen. Kies een oefening uit en kijk hoe je collega ermee omgaat. Dan draai je de rollen om. Je collega kan dan een heel andere oefening uitkiezen. Het doel is steeds bij jezelf na te gaan hoe de manier van presenteren aanvoelt. Realiseer je dat de patiënt aan de telefoon het naar alle waarschijnlijkheid net zo zal ervaren.

## 2.2 Actief luisteren

In deze paragraaf worden de onderwerpen besproken die betrekking hebben op actief luisteren: telefonisch kennismaken, het benoemen van de reden van bellen of van het medische probleem, de verwachting, het vragen naar de persoonlijke omstandigheden, de manier waarop de anamnese wordt afgenomen, het reageren op (non-)verbale signalen en hoe je laat merken dat je aandachtig luistert.

Luisteren is zeker niet hetzelfde als horen, er is zelfs een groot verschil tussen beide begrippen. Horen is het vermogen om geluidsgolven waar te nemen en die in je op te nemen: 'Ik hoor een auto aankomen.' Luisteren is met aandacht iets horen: 'Zo te horen is het de buurman.' We kennen allemaal de uitdrukking: 'Luister je eigenlijk wel?' of: 'Je luistert niet.' Als iemand dit tegen je zegt, houdt dit in dat je de ander wel iets hoorde zeggen, maar dat je die ander kennelijk niet het gevoel hebt gegeven dat je met voldoende aandacht hebt geluisterd.

### 2.2.1 Telefonisch kennismaken

Een patiënt die naar een huisartsenpraktijk belt, is meestal niet meteen aan de beurt. Hij hoort vaak eerst een bandje dat vertelt wat hij moet doen bij spoed en vervolgens wordt hem vriendelijk verzocht aan de lijn te blijven. Eenmaal aan de beurt kom jij aan de lijn. Hoe open je het gesprek?
De meeste patiënten vinden het prettig als de behandelend arts tijdens spreekuurcontacten zijn eigen naam noemt en de patiënt aanspreekt bij diens naam. Bij telefonische contacten is dit niet anders. Het is een kleine moeite om het gesprek te beginnen met: 'U spreekt met Joke, assistente van huisartsenpraktijk Centraal, wat kan ik voor u doen?' Een begroeting met: 'Met de assistente, zegt u het maar', doet koud aan. Je hoeft je achternaam niet te noemen, als je dat niet wilt. Je voornaam is voldoende.
Het noemen van de naam van de huisartsenpraktijk wordt soms achterwege gelaten, omdat die al vermeld werd op het bandje dat de patiënt aan het begin hoorde. Als dit bij jou ook het geval is, hoef je naam van de praktijk niet nog eens te zeggen.
Nu volgt een fase waarin je heel goed de patiënt kunt laten horen dat je patiëntgericht luistert.

### 2.2.2 Benoeming en beleving van het (medisch) probleem

Na de eerste kennismaking begint de patiënt meestal uit zichzelf over het probleem waarvoor hij belt. De een doet dit wat uitvoeriger dan de ander. Als jij het probleem benoemt en je vraagt hoe de patiënt dat probleem beleeft, laat je horen dat je patiënt- en niet ziektegericht wilt praten. Het kenmerk van deze vaardigheid is dat je je richt op de patiënt en niet op zijn probleem. Maar wat bedoelen we met benoemen en beleving?

Het lijkt een open deur het probleem te benoemen waarvoor de patiënt belt, want je herhaalt gewoon wat hij net zelf heeft verteld. Misschien dat dit benoemen daarom meestal niet wordt gedaan. Maar is het wel zo duidelijk wat het probleem is? Stel dat de patiënt zegt: 'Ik had hoofdpijn. Dat heb ik al vaker gehad en volgens de huisarts kan dat geen kwaad. Maar nu heb ik bij mijn vriendin mijn bloeddruk gemeten en zij zegt dat die veel te hoog is.' Wat is nu het probleem waarvoor de patiënt belt? Die bloeddruk of die hoofdpijn of misschien wel allebei? Om te voorkomen dat je het misschien verkeerd invult, is het dus nodig het probleem wel te benoemen. Je geeft daarmee aan wat jij denkt dat het probleem is en de patiënt weet meteen of jij hebt begrepen wat zijn probleem is. Het geeft je ook meteen de opening naar de volgende vraag, de beleving van dat probleem.

Beleving is hoe een bepaalde klacht wordt ervaren of wat dat probleem voor iemand betekent. Dit verschilt per patiënt. De een is enorm ongerust over 39° C koorts bij een klein kind, de ander geeft het kind in zo'n geval paracetamol en neemt het mee op familiebezoek. De een is ongerust over een pijnlijke knie (meniscus?), de ander legt er ijs op en kijkt het een paar dagen aan.

> Vragen naar de beleving is geen onderdeel van de anamnese.

In ieder (telefonisch) consult speelt de beleving van een klacht een rol. Als de patiënt merkt of het gevoel heeft dat die beleving onvoldoende aandacht krijgt, zal hij tijdens het gesprek vaak verschillende keren proberen die beleving alsnog ter sprake te brengen ('Ik bel echt niet zomaar, hoor'). De beleving kan uiteindelijk zelfs een doorslaggevende rol spelen bij het zorgadvies. Stel, iemand belt omdat hij hevig ongerust is, maar het blijkt dat het probleem medisch gezien kan wachten tot morgen. Dan kan die ongerustheid de reden zijn om die persoon die middag toch naar de praktijk te laten komen. Gezondheidszorg is dienstverlening.

Hoe wordt met deze vaardigheid in de praktijk omgegaan? Meestal wordt meteen naar allerlei medische aspecten van een probleem gevraagd, maar niet of nauwelijks naar de beleving. Veel bellers ervaren dit als onprettig en als koud. Als de patiënt zegt: 'Ik heb pijn in mijn rechterknie', is bijna altijd de volgende vraag van de triagist: 'Sinds wanneer doet het pijn?' De patiënt krijgt geen enkele kans iets over zijn emotie of beleving van de klacht te vertellen.

Aan de hand van een paar voorbeelden laten we zien hoe je naar die beleving kunt vragen.

> Voorbeeld
> Patiënt: 'Ik heb pijn in mijn rechterknie.'
> Doktersassistente: 'Hebt u er veel last van?'

> Voorbeeld
> Patiënt: 'Mijn zoontje heeft koorts, ik vertrouw het niet.'
> Doktersassistente: 'Waar bent u bang voor, waar denkt u aan?'

Vraag naar die beleving en geef de patiënt de gelegenheid er iets over te zeggen, jouw tijd komt heus nog wel. Je zult algauw ervaren dat gesprekken veel prettiger verlopen. Bovendien vertelt de patiënt vaak uit zichzelf een heleboel over het probleem, zodat je dat niet meer hoeft te vragen tijdens de anamnese. De tijd die je besteedt aan het benoemen en het vragen naar de beleving van het probleem win je dubbel en dwars terug.

> Oefening bij beleving van een probleem
>
> Vraag je collega aan een bepaalde klacht te denken. Zij (doet alsof zij) belt en jij zegt: 'Goedenavond, u spreekt met...Wat is

> er aan de hand?' Je laat haar de klacht vertellen en je stelt meteen de vraag: 'Hebt u ook koorts?', ook al slaat dat nergens op.
> Vervolgens belt zij opnieuw, maar nu bied je haar de ruimte er meer over te vertellen: 'Vertel er iets meer over' of: 'Waarom maakt u zich daar zorgen over?'
> Draai vervolgens de rollen om en bespreek na afloop met elkaar hoe je beide situaties hebt ervaren (of beleefd).

### 2.2.3 Verwachting en persoonlijke omstandigheden

Vanzelfsprekend belt iemand niet zomaar naar een huisartsenpraktijk, maar altijd met een bepaalde verwachting. Die verwachting wordt vaak beïnvloed door de persoonlijke omstandigheden waarin iemand zich bevindt. De patiënt die morgen examen moet doen en zich beroerd voelt, is een andere patiënt dan degene die morgen een vrije dag heeft.

Soms is de verwachting volstrekt duidelijk: 'Hoe laat kan ik langskomen met mijn zoontje?' Maar niet altijd wordt de verwachting zo duidelijk gepresenteerd. Een reden dat de patiënt zijn verwachting niet uitspreekt, kan zijn dat hij, bewust of onbewust, een verborgen agenda heeft. Hij legt (nog) niet alle troeven direct op tafel. Eerst kijkt hij even hoe jij reageert en als dat niet conform zijn verwachting is, komt de ware aap (verwachting) uit de mouw.

Als de verwachting niet duidelijk wordt aangegeven, heb je kans dat je pas via een omweg ontdekt wat nu eigenlijk de vraag was. Als dan blijkt dat dit iets anders is dan jij veronderstelde, kun je eigenlijk opnieuw beginnen. Zonde van alle tijd en energie. Als het jou niet duidelijk is wat de vraag is, aarzel dan niet het te vragen: 'Wat is uw vraag aan mij?' of: 'Ik heb uw vraag niet goed begrepen.' Dit kan veel misverstand voorkomen. Zo nodig help je de patiënt zijn verwachting te formuleren.

Dus, benoem voor jezelf en voor de patiënt wat jij denkt dat de verwachting is: 'Uw kind heeft hoge koorts en u wilt een afspraak maken.' Wees ook nu niet bang dat je bij de patiënt overkomt als een papegaai, wanneer je gewoon even herhaalt wat er gezegd is over zijn verwachting. Integendeel, de patiënt weet nu dat jullie beiden over hetzelfde spreken.

Dit kun je bij ieder gesprek toepassen. Als iemand belt voor een afspraak, kun je meteen zeggen: 'Meneer Frissen, u belt voor een afspraak. Voor vandaag of een andere dag?' of: 'Mevrouw Hansen, u belt voor uw herhaalrecept. Moet het vandaag klaar liggen?'

> Oefen je communicatieve vaardigheden bij gemakkelijke gesprekken, dan gaat het makkelijk bij moeilijke gesprekken.

Een vaak gehoord argument om niet naar de verwachting te vragen, is de angst dat je er dan aan vastzit. In de praktijk hoeft dat echter helemaal geen probleem te zijn. De patiënt wil alleen maar zijn verwachting uitspreken, meer niet. Je hoeft alleen maar te laten horen dat jij weet wat van jou wordt verwacht. Je hoeft in deze fase van het gesprek niet aan te geven wat er daadwerkelijk gaat gebeuren. Dat weet je ook niet, daarvoor moet je eerst meer informatie hebben.

Als een patiënt bijvoorbeeld zegt: 'Mijn vrouw heeft keelpijn en ook koorts, kan de dokter even langskomen?' Zeg dan niet: 'Nou, ik denk niet dat de dokter daarvoor komt.' Daarmee vraag je om problemen. De strijd is begonnen en deze opmerking blijft het hele gesprek in het hoofd van de beller zweven. Als je zegt: 'U vraagt of de dokter kan langskomen, ik kom hierop terug. Kunt u iets meer vertellen over de klachten van uw vrouw?', beloof je niets, maar je laat wel weten dat je weet wat de beller verwacht.

Sommige patiënten openen het gesprek met de vraag: 'Kan de dokter komen?' De verwachting vliegt als het ware met een knal naar buiten. Dan is het beter om meteen te zeggen: 'Ja, dat kan. Ik kom daarop terug, wat is er aan de hand?' Op die manier is dit probleem even uit de weg geruimd en bied je de beller direct de gelegenheid om zijn, mogelijk urgente, probleem te vertellen.

> Benoem de verwachting maar doe geen toezeggingen. Blijf neutraal.

De persoonlijke omstandigheden waarin iemand zich bevindt, kunnen de verwachting beïnvloeden. 'Normaal zou ik hiervoor niet bellen, maar kan de dokter even naar mijn keel kijken? Ik vertrek morgen naar het buitenland.' Dit geeft aan dat de patiënt hoopt en verwacht dat hij voor zijn probleem toch vandaag nog gezien kan worden.

> Oefen die verwachting met een collega. Dat kan tot verrassende ervaringen leiden.

Vragen naar de persoonlijke omstandigheid is niet altijd nodig. Het komt vaak pas helemaal aan het eind van een gesprek ter sprake. Stel, je vraagt iemand naar de praktijk te komen en dan blijkt dat die persoon zeer slecht ter been is. Of haar man, die altijd rijdt, ligt in het ziekenhuis. Dan kun je op dat moment dieper op die persoonlijke omstandigheid ingaan en wat die voor de patiënt betekent. Als je al wat langer in een huisartsenpraktijk werkt, ken je vaak al dit soort persoonlijke omstandigheden van de patiënten. In deze openingsfase van het gesprek laat je dus vooral de patiënt aan het woord en je laat hem zo nodig stoom afblazen.

### Oefening bij vragen naar verwachting

'Bel' je collega voor een bepaalde klacht, maar presenteer die klacht tamelijk vaag: 'Ik bel u want mijn zoontje moet zo hoesten en ik denk dat hij ook koorts heeft. Kan dat kwaad?' Wat je niet zegt is dat je wilt dat de dokter langskomt, want je man is er niet en je hebt ook nog een baby thuis die niet lekker is.
Of: 'Ik bel voor mijn man. Hij heeft zo'n last van z'n oog en het lijkt wel of het erger wordt.' Wat je niet zegt, is dat je aarzelt of hij terug moet naar het ziekenhuis waar hij vorige maand aan staar is geopereerd.
Vertel je collega als hij daarom vraagt wel van alles over het probleem, maar niets over jouw verwachting, tenzij zij expliciet zegt: 'Wat is uw vraag?' of 'Wat verwacht u van mij?'

### 2.2.4 Anamnese

In dit cursusboek gaat het er niet om welke medisch-inhoudelijke vragen je stelt, maar hoe je ze stelt.
We onderscheiden drie typen vragen: gesloten, open en semigesloten vragen. Gesloten vragen zijn vragen waarop meestal maar één antwoord mogelijk is: 'ja' of 'nee'. Open vragen zijn vragen die uitnodigen meer over iets te vertellen. Zulke vragen stel je vaak helemaal in het begin van het gesprek: 'Vertelt u eens iets meer over die knie.' Bij semigesloten vragen laat je de patiënt kiezen uit een aantal antwoorden: 'Is de pijn licht, hevig of matig?' Jij wilt een bepaald antwoord horen, omdat dat voor jou een bepaalde betekenis heeft. Stel dat je vraagt: 'Kunt u de pijn beschrijven?', en je krijgt als antwoord: 'Donkerpaars.' Allicht dat je zult denken: 'Lolbroek', maar je zegt: 'Ik wil weten of de pijn licht of hevig is', waarop de patiënt denkt: 'Zeg dat dan', maar hij antwoordt: 'O, bedoelt u dat.' Zorg ervoor dat de patiënt begrijpt wat je vraagt en spreek geen vakjargon. Zeg niet oedeem als je wilt weten of een pijnlijke enkel gezwollen is. Toch kan het gebeuren dat je een algemeen geaccepteerd woord gebruikt en dat de patiënt vraagt: 'Wat bedoelt u?' Dan moet je in andere woorden omschrijven wat je wilt weten.
Stel bij voorkeur één vraag tegelijk. Het kan zijn dat je al het een ander hebt gevraagd, maar nog een paar aanvullende vragen hebt. Dat zijn dan meestal vragen waarbij je vermoedt dat het antwoord 'nee' zal zijn, maar zekerheidshalve vraag je ze toch. Dan kun je wél een aantal vragen tegelijk stellen. Voorbeeld: 'U hebt geen last van diarree of overgeven of misselijkheid?' Die vragen liggen in elkaars verlengde. Dat is niet het geval als je vraagt: 'U hebt geen last van diarree of overgeven en u gebruikt geen medicijnen?' De onderwerpen in deze ene vraag zijn te uiteenlopend en dan wordt het voor de patiënt algauw een beetje te veel van het goede.

### 2.2.5 Reactie op (non-)verbale signalen

In het begin van het gesprek heb je met de patiënt zijn persoonlijke beleving van de klacht besproken. Nu gebeurt het af en toe dat de patiënt aanvankelijk vertelde alleen een advies te willen hebben, maar gaande het gesprek laat merken dat hij ongerust is over iets. Het wordt wel niet met zoveel woorden gezegd, maar je intuïtie geeft aan dat het zo is. Dat gevoel dat de patiënt iets tussen de regels door zegt, noemen we een non-verbaal signaal. Bespreek dat gevoel: 'Ik heb de indruk dat u zich daar veel zorgen over maakt.' Van belang hierbij is dat je er meteen achteraan zegt: 'Klopt dat?' Zeg niet: 'Ik begrijp dat u zich daar zorgen over maakt', want je weet niet óf de patiënt zich zorgen maakt. Dus controleer jouw interpretatie van dat gevoel. Je ziet de ander niet, dus een hoofdknik of oogopslag is er niet om jou te laten weten of je het bij het juiste eind hebt. Soms stopt een patiënt midden in een zin, wat ook een signaal kan zijn om even stil te staan bij wat net werd gezegd: 'Nu kan ik wel wachten tot na het weekend maar...' en dan niets meer. Jouw reactie zou kunnen zijn: 'Het klinkt alsof u het toch niet helemaal vertrouwt, klopt dat?'

Heel anders zijn de verbale signalen. Daarbij geeft de patiënt tijdens het gesprek letterlijk en hoorbaar aan hoe hij over iets denkt of hoe hij iets ervaart. Een patiënt zegt bijvoorbeeld: 'Ik maak me daar best ongerust over' of: 'Dat zit me niet lekker.' Ga daar dan op in, want vaak vertelt hij nu iets wat het hele verdere verloop van het gesprek en jouw zorgadvies kan bepalen: 'Vertelt u daar eens iets meer over.' Ingaan op zo'n (non-)verbaal signaal leidt vaak tot prachtige gesprekken.

### 2.2.6 Aandachtig luisteren

Het is vervelend wanneer je iemand telefonisch spreekt en het is lange tijd helemaal stil aan de andere kant van de lijn. Je hebt dan algauw de neiging te vragen: 'Bent u er nog?' Laat de patiënt daarom af en toe merken dat je luistert: 'Ja' of: 'Vertelt u verder.'

Noem tijdens het gesprek minstens één keer de naam van de patiënt of als het om een kind gaat de voornaam van dat kind. Al is het maar één keer, het doet wonderen. Natuurlijk, je hebt vaak te maken met patiënten met een buitenlandse naam die soms heel moeilijk uit te spreken is. Je weet uit eigen ervaring dat buitenlanders onze Hollandse namen ook niet of nauwelijks goed kunnen uitspreken. Toch vinden we dat niet erg. Integendeel, het feit dat die ander de moeite doet om onze naam te noemen, waarderen we allemaal, en zo nodig helpen we de ander een beetje. Laat dus merken dat je met meneer of mevrouw X praat en niet met meneer of mevrouw nummer zoveel die dag. Doe dat zeker als je een minder vriendelijk iemand aan de lijn hebt. De afstand tussen jou en de patiënt wordt daardoor kleiner en dat heeft vaak een gunstig effect op mensen die geïrriteerd zijn.

We hebben allemaal geleerd dat je iemand laat uitpraten, maar soms moet je de beller wel onderbreken. Als je dat op een vriendelijke manier doet, ervaart de beller dat meestal niet als storend of onbeleefd. Geef ook duidelijk aan waarom je dat doet: 'Neemt u me niet kwalijk dat ik u in de reden val, maar…' of: 'Ik moet u in de rede vallen, want…'

## 2.2.7 Samenvatting actief luisteren

De volgende zes aandachtspunten betreffende actief luisteren zijn in deze paragraaf besproken:
- telefonisch kennismaken met de patiënt en eigen naam en functie vermelden (zo nodig de naam van de praktijk);
- het probleem benoemen waarvoor de patiënt belt en hoe hij het probleem beleeft of wat het voor hem betekent;
- benoemen wat de patiënt van jou verwacht; vragen naar persoonlijke omstandigheden waarmee je rekening moet houden als je straks een zorgadvies geeft;
- medische vragen stellen;
- een (non-)verbaal signaal tussen de regels door horen en hoe je daarop reageert;
- aandachtig luisteren ('Ja, vertel verder'), ten minste één keer de naam van de patiënt noemen.

> **Oefening om patiënt tijdens het gesprek te onderbreken**
>
> Speel met een collega om beurten een patiënt die aan één stuk door praat (ratelt). Als hij ademhaalt, noem je vlug zijn naam: 'Meneer De Wit', en meteen er achteraan: 'Sorry dat ik u onderbreek. Ik wil graag nog een paar vragen met u doornemen.' Vertel elkaar daarna hoe je zelf deze manier van onderbreken hebt ervaren.

## 2.3 Actief adviseren

Deze paragraaf gaat over één onderwerp dat verpakt is in twee woorden: actief adviseren. Het gaat allereerst om een advies en niet om een gebod of opdracht. Je raadt iemand iets aan. Als de huisarts een kuurtje voorschrijft voor een bronchitis, dan is zijn advies die kuur te nemen volgens voorschrift, en geen gebod. Het is de eigen verantwoordelijkheid van de patiënt dit advies op te volgen of niet. In de tweede plaats gaat het erom dat je dit advies actief geeft. Actief betekent dat je controleert of de patiënt begrijpt wat er wordt geadviseerd en hoe hij daarover denkt. Dit controleren schiet er heel vaak bij in.

Een kenmerk van patiëntgericht communiceren is dat je de patiënt betrekt bij de besluitvorming. Je ziet vaak in dienstverlenende beroepen dat er automatisch, onmerkbaar en zonder bijbedoelingen, een soort gezagsverhouding ontstaat tussen hulpverlener en hulpvragende. Zo ook in de gezondheidszorg. De veelgebruikte opmerking 'u moet' benadrukt dat nog eens. Jij komt als zorgverlener op basis van kennis en ervaring tot een advies, maar laat de patiënt *mee*beslissen wat er gaat gebeuren. Met de nadruk op *mee*. Jij doet dus eigenlijk een adviesvoorstel. Laat merken dat je de patiënt als gelijkwaardige behandelt door hem bij dat voorstel te betrekken.

> Een zorgadvies zonder afstemming met de patiënt is geen advies.

### 2.3.1 Advies met toelichting

Als je een beeld hebt gekregen van de patiënt en je weet meer over zijn probleem, kun je overgaan tot het bepalen van het zorgadvies. Daarbij kun je kiezen uit: een consult of een visite (al dan niet met spoed), of je geeft een zelfzorgadvies.

Realiseer je dat je tijdens de anamnese vaak achter elkaar vragen op de patiënt hebt afgevuurd. Het is dus verstandig om dan het zorgadvies er niet direct achteraan te geven. Veel effectiever is het als je die overgang van vragen stellen naar adviseren markeert door eerst de zorgvraag waarvoor de patiënt belde kort te vermelden: 'U belde, omdat u een antibioticumkuur wilde hebben voor uw keelpijn. Ik denk niet dat dit nodig is. Bij beginnende keelpijn en zonder verdere alarmerende klachten is dat niet nodig.' Direct gevolgd door: 'Ik kan u wel wat adviezen geven waardoor u er minder last van hebt. Vindt u dat goed?'

Veel patiënten stellen het zeer op prijs te weten waarom jij tot een bepaald zorgadvies bent gekomen. Dat wil dus niet zeggen dat ze het ermee eens hoeven te zijn, maar ze willen wel graag een korte toelichting horen op jouw advies: 'U belde met de vraag of de buikpijn tot morgen kan wachten.' En meteen er achteraan: 'Het lijkt me beter dat u vandaag nog wordt gezien door de dokter, want u vertelde dat er steeds veel bloed bij de ontlasting zit.'

Door eerst de kern van de zorgvraag van de patiënt te noemen en dan pas het zorgadvies, geef je gelegenheid om de patiënt bij jouw advies te betrekken.

> **Oefening bij adviseren**
>
> Laat je collega bellen voor een pijnlijke enkel die zeker niet gebroken is. Jij stelt eerst een aantal vragen. Dan, zonder enige overgang, geef je meteen een zelfzorgadvies en in één adem door vertel je wanneer hij moet terugbellen.
> Vervolgens hetzelfde, maar nu met overgang: 'Meneer Jansen, ik zou u het volgende willen adviseren.' Na je zelfzorgadvies zeg je: 'En let u daarbij op het volgende.'
> Draai de rollen om en vertel elkaar weer wat je bij jezelf merkte en voelde toen dat zo nadrukkelijk werd aangekondigd. Merkte je bij jezelf de aandacht voor wat je collega ging vertellen? Dat voelt de patiënt dus ook!

### 2.3.2 Wanneer terugbellen?

Als je zelfzorgadvies geeft, moet daar bijna altijd ook een vangnetadvies bij. De patiënt moet weten waar hij op moet letten en of later optredende verschijnselen nog normaal zijn of niet. Vertel daarom wanneer jij het nodig acht dat hij terugbelt. Dit is een zeer belangrijk onderdeel van een (zelfzorg)advies. Zorg ook nu weer voor maximale aandacht door te zeggen: 'En op het volgende moet u speciaal letten.' De patiënt zat al op het puntje van zijn stoel en daar blijft hij dus even zitten, want reken maar dat hij alert blijft luisteren. Het gaat per slot van rekening om zijn gezondheid.

### 2.3.3 Controle op begrip en uitvoering

Als je iemand kunt zien, hoef je hem maar aan te kijken om te weten of het advies begrepen is. Zo niet, dan zijn het gezicht of de ogen meestal een groot vraagteken. Het is al vaker gezegd, bij telefonisch contact kun je de ander niet zien, dus moet je vragen stellen.

Tegelijk met een consult noem je meestal ook een tijdstip. Controle betekent dat je de patiënt nu bij dat advies betrekt door meteen te vragen: 'Haalt u dat?' of: 'Neemt u ook wat urine mee in een potje, gaat dat lukken?' Controleer dus even of het haalbaar is en haal iedere vorm van gezagsverhouding uit het advies. Als iemand meteen zegt: 'Prima, ik kom om negen uur', ben je natuurlijk klaar.

Dat controleren van een advies geldt ook bij een zelfzorg- en vangnetadvies. Stel, je adviseert iemand paracetamol te nemen tegen de klachten, vertel dan niet alleen de juiste dosering, maar vraag ook even: 'Hebt u dat in huis?' of: 'Is dit duidelijk?' Controleer ook dan of de patiënt wel goed begrepen heeft wat jij allemaal zei en overtuig je ervan dat hij weet wanneer hij moet terugbellen.

Let erop dat je niet te veel tegelijk vertelt. Je hoort wel eens ellenlange adviezen, waarbij alles achter elkaar wordt verteld, zonder enige controle of de patiënt dit allemaal kan bijhouden. Bedenk dat zo'n advies voor jou gesneden koek is, maar voor de patiënt is het misschien allemaal nieuw. Houd er ook rekening mee dat hij mogelijk wat gespannen is en bang is iets te zullen missen of niet goed te begrijpen. Door te vragen of alles duidelijk en uitvoerbaar is, laat je goed horen dat je patiëntgericht communiceert en adviseert.

> **Oefening bij zelfzorgadvies en controle op begrip**
>
> Je collega 'belt' voor zijn zoontje. Die is gevallen en heeft daarbij zijn hoofdje flink gestoten. Er zijn geen tekenen van hersenschudding. Je besluit het wekadvies te geven. Geef het de eerste keer achter elkaar (zoals dat meestal ook gebeurt!). Daarna let je erop dat je het wekadvies gedoseerd adviseert en dat je van tijd tot tijd controleert of alles begrepen wordt. Draai de rollen om en bespreek je ervaringen met elkaar.

### 2.3.4 Controle op instemming met het advies

We bespraken al dat je controleert of de inhoud van een (zelf)zorgadvies begrepen en uitvoerbaar is. Uiteindelijk geef je ook het zorgadvies (consult, visite, morgen naar de praktijk komen). Nu gaat het erom wat de patiënt van dat zorgadvies vindt. Dit kun je doen door te vragen: 'Kunt u zich hierin vinden?' of: 'Is uw vraag voldoende beantwoord?' Dit wordt meestal niet gevraagd en een veelgehoorde reden is: 'Ik kijk wel uit, stel dat de patiënt nee zegt.' Maar, is dat een terechte vrees? Nee, in de praktijk blijkt dat dit controleren op instemming met het advies zelden tot problemen leidt; integendeel, veel patiënten reageren positief op deze vraag. De manier waarop je het formuleert kan belangrijk zijn. Zeg je: 'Bent u hiermee tevreden', dan loop je een grote kans op een weerwoord: 'Nou ja, tevreden, tevreden, ik was liever meteen geholpen, want ik heb morgen een drukke dag.' Het klinkt ook een beetje alsof je vindt dat de patiënt er maar tevreden mee moet zijn. Zeg je echter: 'Kunt u zich hierin vinden?', dan geef je duidelijk aan dat de mening van de patiënt telt. Of jij voor die, mogelijk afwijzende, mening openstaat en hoe jij daarmee omgaat, hangt af van jouw flexibiliteit.

### 2.3.5 Een flexibele houding

Natuurlijk is het prettig als de patiënt meteen akkoord gaat met jouw zorgadvies. Geen discussie, volgende gesprek, er zijn nog wachtenden. De werkelijkheid is dat je regelmatig een patiënt aan de lijn hebt die het er niet mee eens is. Hoe ga je daarmee om? Grofweg heb je óf te maken met een mondige patiënt óf met een patiënt met een grote mond. Met de eerste groep kun je praten en dat willen ze ook graag. Bedenk ook dat het regelmatig voorkomt dat de patiënt de ernst van zijn persoonlijke situatie beter aanvoelt dan jij! Praten met iemand uit de tweede groep is meestal niet zo gemakkelijk.
Het gaat er op de eerste plaats niet om wie gelijk heeft, maar hoe jij met die weerstand omgaat. Op de tweede plaats is het belangrijk dat je probeert er samen uit te komen. Een oude truc die bij dit soort problemen heel goed werkt is: even slikken, tot drie tellen en dan verdergaan. Stel, de patiënt zegt: 'Ik wil toch liever dat de dokter langskomt', zet dan niet meteen je hakken in het zand. Ook al denk je bij jezelf: 'Dat maak ik wel uit', en al heb je gelijk, laat dat

niet merken. Opmerkingen als 'Ik zou echt niet weten waarom u vandaag nog gezien moet worden' of 'Een visite nu is echt niet nodig' werken niet. Dat is defensief en bovendien redeneer je vanuit jouw visie en die is nu net niet de visie van de patiënt. Dus beland je van de regen in de drup.

Wat kun je wel doen? Zorg ervoor dat de bal bij de patiënt ligt. Dit kun je doen door te zeggen: 'Ik merk dat u het er niet mee eens bent, wat is de reden?' of: 'U twijfelt aan mijn advies, waarom?' Het kan heel goed zijn dat de patiënt onterechte bezwaren noemt: 'Ik ga niet met een kind met koorts de straat op' of: 'Ik heb geen vervoer.' Je weet meteen waar de schoen wringt. Misschien heb je de patiënt niet voldoende kunnen overtuigen dat het kan wachten tot morgen. Doe dat dan alsnog. Dus als de patiënt zegt: 'Ik wil toch echt dat de dokter langskomt', ga dan eerst na waarom hij dat zegt en leg uit waarom er geen visite wordt afgelegd: 'De dokter kan u hier veel beter nakijken en meteen verder onderzoek doen als dat nodig is.' Toegeven hoeft niet altijd een verkeerde keuze te zijn. We bespraken bij beleving van de klacht dat het heel goed invoelbaar is, dat iemand toch gezien wil worden door de dokter. Denk aan de jonge moeder die ondanks al jouw inspanningen toch ongerust blijft over de koorts van haar zoontje. Dan is het zeker niet verkeerd de dokter even te laten kijken. En misschien liever nu dan vannacht om drie uur.

Lukt dit allemaal niet, dan is de laatste optie dat je een compromis sluit. Dit geldt vooral voor patiënten bij wie je merkt of voelt dat ze twijfelen aan jouw advies of toch onzeker blijven. Herhaal het advies niet, dat heeft toch geen zin, maar ga op zoek naar een advies dat voor die patiënt acceptabel is: 'Ik merk dat u ongerust blijft. Zal ik u over twee uur terugbellen om te horen hoe het dan met uw zoontje gaat?' Zo'n aanbod doet wonderen. De patiënt voelt zich niet afgescheept, integendeel, hij krijgt het gevoel dat je naast hem staat.

Jij belt dus in dit geval actief terug en je geeft nu meteen aan wanneer je dat doet. Dat geeft houvast aan de patiënt en dat heeft iemand die onzeker is nodig. Dit is dus niet hetzelfde advies dat je in het vangnetadvies geeft: 'Als u het niet vertrouwt, mag u ons altijd terugbellen.' Dan moet de patiënt zelf actief bellen.

Toch zul je het ondanks al je begrip en vriendelijkheid niet altijd redden. Dit geldt vooral voor de groep patiënten met de grote mond. Ook al is het een kleine groep, ze maken de meeste indruk en laten de vervelendste herinneringen achter.

Probeer ook nu tot een compromis te komen en doe een beroep op de redelijkheid van de patiënt, zeker als hij een visite eist terwijl daar geen echt goede reden voor is: 'Ik kan wél een afspraak voor u maken op de praktijk.' Je kunt het gesprek ook doorschakelen naar de huisarts, een gesprek met 'de witte jas' werkt soms heel overtuigend.

Laat je werk niet bederven door die paar uitzonderingen. Maak een notitie in het dossier, zodat je collega's en de huisarts weten hoe een en ander telefonisch is verlopen

### 2.3.6 Samenvatting actief adviseren

De volgende aandachtspunten kwamen in deze paragraaf over actief adviseren aan de orde:
- geef advies met een toelichting;
- controleer of de patiënt jouw advies heeft begrepen en kan uitvoeren;
- zorg ervoor dat de patiënt weet wanneer hij moet terugbellen;
- vraag of de patiënt instemt met jouw advies;
- stel je flexibel op als de patiënt het met jouw advies niet eens is, ga op zoek naar een compromis.

Tot nu toe hebben we gesproken over vaardigheden op verschillende momenten in het gesprek, maar hoe zorg je ervoor dat alles op een logische manier met elkaar samenhangt? Daarover gaat de volgende paragraaf waarin we op het structureren van een gesprek ingaan.

## 2.4 Het gesprek structureren

In deze paragraaf bespreken we hoe je hoorbaar voor structuur in een (telefonisch) consult kunt zorgen en hoe je samenvat. Vervolgens bespreken we hoe je de persoonsgegevens van de patiënt noteert, hoe je een gesprek onderbreekt en tot slot hoe je het gesprek afsluit, en dit alles op een klantvriendelijke wijze.

### 2.4.1 Structuur: volgorde van gespreksfasen

Waarom moet je een (telefonisch) consult eigenlijk structureren? Als je met je kinderen of buurvrouw praat, let je daar toch ook niet op? Een beetje van de hak op de tak kan toch geen kwaad? Het maakt een gesprek vaak juist zo gezellig. Klopt allemaal, maar bij een consult is een goede en herkenbare structuur om een aantal redenen nodig. Op de eerste plaats leidt structuur tot een efficiënt en effectief verloop van het consult. Efficiënt betekent dat zuinig met de tijd wordt omgegaan en één bepaalde fase van het gesprek niet onnodig lang duurt. Effectief wil zeggen dat je als triagist tijdens het hele gesprek steeds op het uiteindelijke doel van het consult afgaat: het geven van een patiënt- en probleemgericht zorgadvies.

Structureren van een telefonisch consult betekent dat de verschillende fasen (Hulpvraag, Achtergrondinformatie, Advies, Klantreactie) van het gesprek ná elkaar en niet door elkaar worden besproken. Het zorgt ervoor dat zowel jijzelf als de patiënt op ieder moment van het gesprek weet in welke gespreksfase je bent en waar het gesprek naartoe gaat.
We geven een paar voorbeelden van dingen die op een verkeerd moment worden gezegd. Stel een patiënt opent het gesprek met: 'Ik heb zo'n keelpijn, ik heb vanochtend een paracetamol genomen, maar nu komt het weer opzetten, mag ik er meer nemen?' Dan is het verleidelijk om meteen te antwoorden: 'Ja, u mag gerust meer paracetamol nemen.' Als bij doorvragen blijkt dat de klachten wel heel ernstig zijn, heb je dus voor je beurt gesproken.
Aan het eind van deze paragraaf staat hoe je wel op zo'n antwoord kunt reageren, maar noteer eerst hoe je denkt dat je zult reageren.

> Voorbeeld
> Patiënt: 'Ik heb mijn enkel verzwikt, mag ik daarvoor Ibuprofen nemen?'
> Doktersassistente: 'Ja hoor', en je geeft er ook nog het doseringsschema bij.
> Vervolgens kom je erachter dat de patiënt helemaal niet op dat been kan staan en dat de enkel meteen dik werd. Zonde van alle energie en tijd dus.

Je hoort regelmatig dat een triagist tijdens het geven van een zelfzorgadvies ineens een medische vraag stelt, die dus eigenlijk in de fase van de anamnese thuishoorde: 'Zorg ervoor dat uw dochtertje goed drinkt of moet zij overgeven?' Het is niet vreemd dat de patiënt nu ook even de weg kwijt is. Sterker nog, je hebt grote kans dat de patiënt helemaal niet meekreeg dat er een vraag werd gesteld. Natuurlijk, je moet die vraag kunnen stellen als je dat nodig vindt, ook als je dacht klaar te zijn met de anamnese. Maar maak dan eerst duidelijk dat je teruggaat naar de fase van de anamnese: 'Ik merk dat ik vergeten ben te vragen of uw dochtertje moet overgeven.' Wanneer je die vraag op die manier alsnog stelt, maak je duidelijk dat je weet in welke fase van het gesprek je bent. Het is ook meteen duidelijk voor de patiënt dat er een vraag wordt gesteld.

De ervaring leert dat als je een patiënt iets op het verkeerde moment adviseert, hij dat niet of nauwelijks meekrijgt omdat hij nog niet aan het advies toe is. Maak er een gewoonte van om alleen te spreken over zaken die in een bepaalde fase thuishoren, tenzij er een goede reden is daarop een uitzondering te maken.

Je kunt heel gemakkelijk laten merken dat je van de ene fase naar een volgende gaat door dit aan te kondigen. Dit heet ook wel markeren. Dit geldt zeker na fase 1, dus als je een beeld hebt gekregen van de patiënt en zijn probleem: 'Ik kom terug op uw vraag, maar ik ga nu eerst uw persoonsgegevens noteren.' Ga je vanuit de adviesfase terug naar de anamnesefase, laat dat dan even merken: 'Ik wil nog een paar aanvullende vragen stellen.'

Op die manier loods je de patiënt vloeiend door het telefonische consult en je hebt op ieder moment de leiding over het gesprek.

> Geef geen zorgadvies tijdens de anamnese en als het even kan, stel geen medische vragen tijdens het zorgadvies.

### 2.4.2 Samenvatten

Een samenvatting is een zeer krachtig middel om een gesprek te structureren. Het is een korte weergave van wat de patiënt heeft gezegd en tegelijk een rustmoment in het gesprek. Het wordt voor de patiënt duidelijk of jij zijn probleem goed hebt begrepen. Zelf weet je dan ook meteen of jij alles wel goed hebt meegekregen. Het is een ideaal middel om grip te krijgen en/of te houden op het verloop van een (telefoon)gesprek. Tijdens een samenvatting dwing je de ander te luisteren, want je gaat vertellen wat jíj hebt gehoord en het is in het belang van de patiënt om goed op te letten of jij alles wel goed hebt gehoord en begrepen. Maar samenvatten alleen is niet voldoende. Je moet ook vaststellen of jouw samenvatting wel klopt en of deze volledig is. Die controle van de samenvatting schiet er helaas meestal bij in.

Denk ook nu niet dat je overkomt als een papegaai als je samenvat. De ervaring leert juist dat de beller het zeer waardeert. Het geeft de beller vertrouwen in jouw luistervaardigheid. Natuurlijk zul je een enkele keer iemand aan de lijn hebben die na een samenvatting zegt: 'Ja, dat zei ik toch.' Jouw antwoord zou dan kunnen zijn: 'Mooi, dan is daar geen misverstand over.'

Tijdens een telefonisch consult zijn er twee momenten waarop een samenvatting zeer belangrijk en tegelijk zinvol is. De eerste keer is wanneer de beller heeft verteld wat er aan de hand is, dus als duidelijk is wat zijn probleem is, hoe hij dat probleem beleeft en wat hij verwacht. Waarschijnlijk heb je hiervan enkele korte aantekeningen gemaakt. Lees voor wat er op je blaadje staat, want daar vind je de eerste samenvatting al, ook al zijn het maar drie of vier woorden! 'U vertelde dat u hevige keelpijn hebt, dat u daardoor nauwelijks meer kunt eten, dat u bang bent dat u zult stikken en daarom door de dokter gezien wilt worden.' Vergeet niet te vragen: 'Klopt dit?' Met deze samenvatting kom je aan het eind van de eerste fase van het gesprek. Daarna ga je de persoonsgegevens van de patiënt noteren. Het tweede moment voor een samenvatting is, wanneer je klaar bent met de anamnese: 'Samengevat wat u vertelde: u hebt drie dagen 39° C koorts, sinds vannacht hevige keelpijn. U hoeft niet te hoesten en u kunt uw mond goed openen. Drinken gaat goed, eten niet.' En weer vraag je: 'Klopt dit?' Dus weer even een moment van rust voor jou en de beller.

Je zult wel eens iemand aan de lijn hebben die enorm veel praat. Samenvatten is dan een heel geschikt middel om op een professionele en beleefde manier de leiding (terug) te nemen. Op het moment dat je hoort dat de beller ademhaalt, grijp je je kans door te zeggen: 'U vertelt een heleboel; ik vat het even samen.' Luister wat er dan gebeurt: het wordt stil aan de overkant.

> **Oefening bij samenvatten**
>
> Laat je collega 'bellen' voor drie of vier klachten ('De kleine heeft koorts, diarree, grijpt naar zijn oortje, kan de dokter komen of wat kan ik eraan doen?'). Noteer dit zoals je dat anders ook doet. 'Ik vat even samen wat u vertelde', en je somt op wat op jouw blaadje staat. Oefen ook een keer dat je iets belangrijks weglaat ('Koorts en oorpijn'). Vergeet niet te vragen: 'Klopt dit?'

---

Samenvatten is in ieder gesprek de sleutel tot structuur en regie.

---

Oefen samenvatten vooral tijdens korte 'gemakkelijke' gesprekken dan gaat het gemakkelijk als het moeilijk wordt.

### 2.4.3 Persoonsgegevens noteren

Iedere patiënt begrijpt dat jij wilt weten met wie je spreekt en waar hij woont. Het gaat erom hoe en wanneer je dat vraagt.
Er zijn helaas praktijken waar een gesprek als volgt begint. De patiënt: 'Ik bel omdat ik drie dagen diarree heb en nu zit er bloed bij', waarop de triagist meteen zegt: 'Wat is uw geboortedatum?' Spraken we eerder over een koude douche, dit voelt aan als ijswater. Gelukkig gebeurt het op de meeste plaatsen beter.
Een geschikt moment om persoonsgegevens te vragen komt, nadat je de eerste samenvatting hebt gegeven en voordat je dieper op het probleem ingaat (de anamnese). Om nu een vloeiende overgang te maken naar de vraag over de persoonsgegevens, kun je het best gebruikmaken van een markering: 'Ik kom zo meteen terug op uw vraag, ik wil eerst uw gegevens noteren.' In één zin: 1. laat je weten dat het probleem nog ter sprake komt; 2. kondig je aan wanneer dat gebeurt; en 3. laat je weten wat er nu eerst besproken wordt. De patiënt weet precies waar hij aan toe is, en jij ook.

> **Oefening bij vragen naar persoonsgegevens**
>
> Je collega 'belt' voor een kind met koorts. Na wat vragen over de verwachting vraag je ineens naar de geboortedatum, zonder dit aan te kondigen. Meteen daarna ga je verder met het stellen van vragen over de koorts en ineens vraag je naar de adresgegevens. Vervolgens over hetzelfde kind, maar nu markeer je wel. 'Ik wil eerst de persoonsgegevens van uw kind noteren, dan kom ik terug op uw vraag.' Je 'noteert' de persoonsgegevens en vervolgt met: 'U belde voor uw kind met koorts en u wilt weten wat u eraan kunt doen. Ik ga u daar nu een paar vragen over stellen.' Bespreek met elkaar hoe je beide voorbeelden ervaart.

### 2.4.4 Het gesprek onderbreken

Tijdens het gesprek wil je soms even iets overleggen met de huisarts of je wilt iets nakijken. Dat kan zelfs een paar keer tijdens hetzelfde gesprek gebeuren. Ook nu geldt: kondig die onderbreking aan. Laat het de patiënt weten en vertel de reden waarom: 'Blijft u aan de lijn, ik bespreek het even met de arts' of: ' Blijft u aan de lijn, ik wil even iets nakijken.'
Als je weer verdergaat met het gesprek, is het beleefd de patiënt te bedanken voor het wachten en te vertellen wat het overleg of het opzoeken heeft opgeleverd. Het is ook een goed moment om de patiënt met zijn naam aan te spreken: 'Meneer De Wit, bedankt voor het wachten, ik heb het met de arts besproken en die vraagt...'

### 2.4.5 Patiëntvriendelijk telefoneren

Wat is dat eigenlijk, patiëntgericht en patiëntvriendelijk telefoneren? Een goede definitie is moeilijk te geven. Toch heeft iedereen er een idee over. Bij patiëntgericht telefoneren richt je je op de verwachting van de patiënt. Die moet het gevoel krijgen dat het gesprek over hemzelf gaat en ook met hemzelf wordt gevoerd. Dat kun je bereiken door de patiënt bij zijn naam te noemen. Bij patiëntengericht telefoneren hoort ook dat je je eigen gevoelens als boosheid of ongeduld opzij kunt zetten. Patiëntvriendelijk wil zeggen dat je het gesprek voert op een manier die door de patiënt als vriendelijk wordt ervaren.

Een rustig en gelijkmatig spreektempo heeft een positieve invloed op agressieve of gehaaste patiënten. Een vriendelijke toon en op een besliste en overtuigende manier spreken dragen hier ook aan bij. Een goede verstaanbaarheid kun je bereiken door met het juiste volume en gearticuleerd te spreken. Dit bevordert de overdracht van informatie en dus de effectiviteit en de efficiëntie van het gesprek. Dit kan betekenen dat je ook in dialect kunt spreken, maar alleen als jij en de patiënt ervan overtuigd zijn dat jullie elkaar kunnen verstaan en begrijpen.

### 2.4.6 Het gesprek afsluiten

Gebruik voor het beëindigen van het gesprek een professionele tekst en dus niet een zin waarmee je privé een telefoontje afsluit. Professionele tekst is: 'Ik wens u sterkte' of 'Beterschap'. De tekst moet wel in overeenstemming zijn met wat besproken is.

Laat de patiënt als eerste de telefoon neerleggen. Het kan altijd zijn dat hij nog iets wilde zeggen of vragen.

### 2.4.7 Samenvatting het gesprek structureren

Deze paragraaf ging over het aanbrengen van structuur in het gesprek. De volgende vaardigheden horen daarbij:
- zorg voor een vaste volgorde van de verschillende fasen van een gesprek: eerst vragen naar Hulpvraag, dan de Anamnese, daarna Adviseren en ten slotte controleer je bij de patiënt (Klant) zijn acceptatie en begrip van het gegeven advies;
- maak gebruik van samenvatten en vergeet niet te controleren of de samenvatting klopt;
- kondig aan dat je gaat vragen naar de persoonsgegevens en vraag deze op een geschikt moment;
- kondig aan dat je een gesprek wilt onderbreken en laat weten waarom je dat doet. Hervat het gesprek op professionele wijze en laat weten wat het resultaat van de onderbreking is;
- blijf klantgericht en klantvriendelijk spreken;
- sluit het gesprek op professionele wijze af.

> Antwoord op vraag van paragraaf 2.4.1: 'Ik kom straks terug op deze vraag, vertelt u me eerst wat meer over uw klachten.'

# 3 Verslaglegging

## 3.1 Inleiding

Je hebt de patiënt telefonisch advies gegeven. Tevreden heeft hij de hoorn neergelegd. Je zou denken dat daarmee jouw taak erop zit, maar niets is minder waar. Er zal nog een verslag gemaakt moeten worden van wat jullie met elkaar hebben besproken. Als jij niets opschrijft, weet niemand dat het gesprek heeft plaatsgevonden, laat staan wat er afgesproken is.
In dit hoofdstuk wordt ingegaan op de verschillende doelstellingen van het verslag en wat er in een verslag moet worden genoteerd.

## 3.2 Doel van verslaglegging

Een assistente kan bijvoorbeeld op grond van de anamnese een patiënt een afspraak geven voor het spreekuur van de volgende dag, terwijl de huisarts (die vaak meer achtergrondinformatie heeft van de patiënten) van mening is dat deze patiënt vandaag nog gezien moet worden.
Het verslag zorgt er tevens voor dat hij kan beoordelen of jouw advies correct was en of er geen 'fouten' zijn gemaakt. Zo nodig kan de huisarts besluiten de patiënt terug te bellen voor nadere informatie en advisering.
Het tweede doel van een verslag is te zorgen voor continuïteit van zorg. Dit betekent dat jouw verslag gebruikt kan worden tijdens een volgend contact met de patiënt, telefonisch of op het spreekuur. Dat volgende contact hoeft dus niet met jou te zijn. Het verslag zorgt ervoor dat degene die dan de patiënt te woord staat informatie heeft over het eerdere contact en wat er toen is afgesproken.
Het derde doel van een verslag betreft de patiënt zelf. Realiseer je dat het medisch dossier van een patiënt het eigendom is van de patiënt! De arts beheert dat dossier, maar hij is niet de eigenaar. Een patiënt kan ieder moment zijn dossier opvragen voor inzage.

Als bijvoorbeeld een patiënt een klacht wil indienen over een telefonisch advies, dan zal het dossier of een kopie ervan gedeeltelijk of volledig worden opgevraagd. Dan zal ook zichtbaar worden wat er in het dossier vermeld staat over het telefonische consult (en wat niet!). Een extra reden dus om ervoor te zorgen dat het verslag voldoet aan bepaalde eisen.

De belangrijkste eis die gesteld wordt aan een verslag is dat het verslag een objectieve weergave van het gesprek is. Objectief betekent dat je noteert wat werkelijk besproken is en niets anders. Als je iets noteert wat niet besproken is, dan moet dat ook duidelijk als zodanig vermeld worden.

Stel je schrijft het volgende verslag: 'Kareltje heeft griepklachten. Advies: paracetamol.' Een niet ongebruikelijk verslag. Als jouw baas (de huisarts) dit verslag leest, zal bij hem de vraag opkomen: hoe hoog was de koorts, moest Kareltje hoesten, is hij kortademig, enzovoort. Vragen waarop het verslag zoals ik dat hierboven beschreef geen antwoord geeft. Daarnaast is niet duidelijk of de moeder tevreden of ontevreden was met jouw advies. Dit komt omdat je in het verslag alleen jouw interpretatie van het telefonisch gesprek hebt gegeven en niet een weergave van wat besproken is.

Je mag wel vermelden: 'Ik denk dat de moeder erg ongerust is.' Dan wordt het duidelijk dat dit jouw eigen, dus subjectieve indruk is die je, om welke reden dan ook, niet met de moeder hebt besproken.

## 3.3 Inhoud van een verslag

We hebben gezien dat het verslag meerdere doelen dient: het bevat informatie voor de huisarts over het advies dat jij telefonisch hebt gegeven, het biedt informatie aan degene die een volgend contact met de patiënt heeft, en het kan door de patiënt – de eigenaar van het medisch dossier – worden opgevraagd. We hebben ook gezien dat het belangrijk is dat het verslag een objectieve weergave is van wat er telefonisch is besproken. Dit brengt ons vanzelf bij wat in het verslag moet staan.

Noteer in ieder verslag van een telefonisch consult de volgende gegevens:
- Naam, adres en geboortedatum van degene die belt of voor wie wordt gebeld. Dit hoeft natuurlijk niet als je de gegevens direct in het huisartsinformatiesysteem (HIS) noteert. Wel is het in die

situatie handig om, als de patiënt niet zelf belt, te noteren wie er voor deze patiënt gebeld heeft (moeder, vader, broer, leerkracht, enz.).
- De inbelvraag: met welke klacht belt de patiënt? Bijvoorbeeld: 'Kareltje hoest.'
- De hulpvraag: wat verwacht de patiënt dat er gedaan wordt aan de klacht? 'Moeder wil vanmiddag consult.'
- Persoonlijke omstandigheden van de patiënt, bijvoorbeeld: 'Moeder erg ongerust' of 'De familie gaat morgen op vakantie.'
- De antwoorden op de door jou gestelde vragen: 'Klachten sinds vannacht, T. 38.9, licht ziek, oorpijn (-), eten en drinken goed, keelpijn (+).' In het kort geef je dus aan welke vragen je hebt gesteld en welke antwoorden je hebt gekregen. Denk eraan dat ook negatieve bevindingen (-) genoteerd worden.
- Het advies dat je gegeven hebt: 'Afwachten, paracetamol en hoestdrank, terugbellen als het verergert.'
- De reactie van de patiënt, bijvoorbeeld: 'Moeder gaat akkoord, ze komt zo nodig morgen op spreekuur.'

Schrijf dus niet: 'Geen alarmsignalen', want daarmee geef je een subjectieve weergave van het gesprek en wordt niet duidelijk naar welke alarmsignalen je hebt gevraagd.
In het begin lijkt het een heleboel wat je moet noteren, maar je zult gauw merken dat ook nu oefening helpt.

## 3.4 Waar staat het verslag?

Je kunt een verslag op papier vastleggen, maar je kunt het ook digitaal, dus in de computer, zetten. Per praktijk bestaan daarover afspraken. In bijna iedere huisartsenpraktijk wordt gewerkt met een huisartsinformatiesysteem (HIS). Dat heeft zijn eigen ontwerp, maar in het algemeen kun je het verslag op de S-regel van de SOEP-registratie in het journaal weergeven. De S staat voor Subjectief, maar dit wil niet zeggen dat jouw verslag subjectief is. Zo nodig kan de huisarts nog eigen tekst toevoegen in de S-regel.

> **Voorbeeld**
> - **S** Kareltje hoest; moeder wil vanmiddag consult; klachten sinds vannacht, T. 38.9, licht ziek, oorpijn (-), eten en drinken goed, keelpijn (+); advies: afwachten, paracetamol en hoestdrank, terugbellen als het verergert; moeder akkoord.

Er zijn echter ook praktijken en situaties en waarin je bij het invoeren van de gegevens ook andere regels van het SOEP-registratiesysteem kunt gebruiken. Dat is vooral het geval wanneer je als assistente zelfstandig patiënten op het assistentenspreekuur ziet. In dat geval moet je de resultaten van de onderzoeken op de O-regel zetten en de klacht of aandoening waarvoor de patiënt gekomen is op de E-regel. Ten slotte kan op de P-regel genoteerd worden wat er gedaan is en wat er verder is afgesproken met de patiënt.
In dit soort gevallen zal het vrijwel altijd gaan om aandoeningen de patiënt die al bekend zijn bij de huisarts. Het contact moet dan ook gekoppeld worden aan de episode die bij die aandoening hoort.

> **Voorbeeld**
> Mevrouw Jansen komt op het diabetesspreekuur. Zij laat je een wondje aan haar rechtervoet zien. Bij onderzoek vind je glucose 12.3, RR 150/90 en gewicht 92 kg bij 1.74 m.
>
> In deze situatie kun je in het HIS noteren:
> - **S** wondje rechtervoet.
> - **O** RR 150/90; 92 kg; 1.74 m; glu 12.3; klein wondje bovenop grote teen re.; doorsnede 0,5 cm.
> - **E** diabetes mellitus.
> - **P** verwezen naar spreekuur Janssen.

Koppel dit contact aan de al bestaande episode DM en vergeet niet om te checken of er automatisch een verrichting gedeclareerd wordt of dat je deze zelf moet invoeren.

In het algemeen wordt er genoteerd en gedeclareerd als er sprake is van een medisch advies, herhaalrecept, verwijsbrief, injectie geven, controle bij de assistente (DM, RR), uitstrijkje, enzovoort. In gevallen waarbij er geen sprake is van een anamnese, onderzoek en/of behandeling bij een gezondheidsprobleem, wordt er over het algemeen wel genoteerd maar niet gedeclareerd.

> **Voorbeeld**
> Mevrouw Hamminga belt dat ze volgende week in het ziekenhuis wordt opgenomen voor een nieuwe heup. Of je het even aan de huisarts wil doorgeven?
>
> Noteren (en niet declareren):
> - **S** Mw. belt: 10/09 THP.

## 3.5 Gebruik van afkortingen

Om niet al te veel ruimte in gebruik te nemen en het verslag overzichtelijk te houden, wordt vaak gewerkt met afkortingen, zoals '+' als een bepaald symptoom of klacht aanwezig is, 'RR' voor bloeddruk en 'gb' voor geen bijzonderheden. Binnen een praktijk worden allerlei afkortingen gebruikt en algauw leer je welke betekenis ze hebben. Steeds vaker zien we dat het medisch dossier van de patiënt ook op andere plaatsen dan alleen in de huisartsenpraktijk kan worden ingezien, bijvoorbeeld op de huisartsenpost. Dit betreft het Elektronisch Patiënt Dossier, het EPD. Het is belangrijk dat men ook daar de betekenis van de afkortingen kent. Bespreek daarom met je huisarts welke afkortingen je mag gebruiken.

# 4 Spitsuur

## 4.1 Inleiding

Tussen 8 en 10 uur is het spitsuur voor de assistente; dit hoofdstuk gaat dus in de eerste plaats over de gesprekken die je in deze periode voert. Maar dat niet alleen: dit hoofdstuk gaat over alle gesprekken met patiënten die bellen voor een afspraak, een herhaalrecept, enzovoort, wanneer dan ook. Het gaat dus om gesprekken waarin je geen triage doet en die meestal kort duren.

Veel zaken over telefonische communicatie zijn in de afgelopen hoofdstukken al uitvoerig aan de orde geweest. Daarom staan in dit hoofdstuk vooral tips en aanwijzingen voor hoe je ook bij die kortdurende gesprekken patiëntvriendelijk kunt communiceren zonder dat het je al te veel extra tijd kost. Vaak lukt het niet om alles wat in dit hoofdstuk wordt beschreven meteen in praktijk te brengen. Daarom het volgende advies: oefen één onderdeel per week. Je zult al heel gauw merken dat patiënten, zowel aan de balie als aan de telefoon, hierop positief reageren en dat maakt jouw werk veel plezieriger.

## 4.2 Telefoneren over een afspraak

Laten we eens 'luisteren' naar een paar praktijkvoorbeelden van patiëntgericht en patiëntvriendelijk telefonisch communiceren tijdens het spitsuur als iemand belt over een afspraak.

> **Voorbeeld**
> Doktersassistente: 'Met de praktijk van dokter Bijl.'
> Beller: 'O hallo, met mevrouw Van de Berg: ik wil mijn afspraak van morgenmiddag afzeggen.'
> Doktersassistente: 'Wat is uw geboortedatum?'
> Beller: '12 september 1954.'

> Doktersassistente: 'Oké, uw afspraak is verwijderd, goedemiddag.'
> Beller: 'Eh, dank u, goedemiddag.'

> Voorbeeld
> Doktersassistente: 'Goedemiddag met de praktijk van dokter Bijl, u spreekt met Marianne.'
> Beller: 'Oh, hallo, met mevrouw Van de Berg, ik wil mijn afspraak van morgenmiddag afzeggen.'
> Doktersassistente: 'Mevrouw Van de Berg, u wilt uw afspraak afzeggen, wat is uw geboortedatum?'
> Beller: '12 september 1954.'
> Doktersassistente: 'U had morgenmiddag om 3 uur een afspraak met dokter Bijl, klopt dat?'
> Beller: ' Ja dat klopt.'
> Doktersassistente: 'Ik heb uw afspraak geannuleerd, wilt u meteen een nieuwe afspraak maken?'
> Beller: 'Nee hoor, ik bel nog wel terug voor een andere afspraak. Dank u wel, goedemiddag.'
> Doktersassistente: 'Dag mevrouw Van de Berg.'

'Hoor' je de verschillen?
a Je noemt de beller bij zijn naam.
b Je laat geen stilte vallen, maar je benoemt de reden van bellen ('afspraak afzeggen').
c Je nodigt iemand uit om een nieuwe afspraak te maken.

### A. JE NOEMT DE BELLER BIJ ZIJN NAAM

Patiënten willen graag bij hun naam worden aangesproken, maar ze vinden het ook altijd zeer prettig als ze weten wie ze aan de telefoon krijgen, dus als jij jouw naam zegt. Je mag daarbij je voor- of je achternaam noemen, of zelfs een verzonnen naam!
Let erop dat in de praktijk waar jij werkt voldoende gelegenheid is om zodanig te telefoneren dat anderen niet kunnen meeluisteren

en kunnen horen wie er aan de lijn is. Als anderen kunnen meeluisteren, noem dan niet de naam van de beller, maar laat het bij: 'Mevrouw, u...', of 'Meneer, u...'

B. JE LAAT GEEN STILTE VALLEN, MAAR JE BENOEMT DE REDEN VAN BELLEN

Even heel kort benoemen waarvoor iemand belt, maakt de beller meteen duidelijk dat jij goed begrijpt en weet waarvoor hij belt. Ook hier klinkt dat in het begin voor jou misschien alsof je een papegaai bent, maar de beller ervaart dat helemaal niet zo.

C. JE NODIGT IEMAND UIT OM EEN NIEUWE AFSPRAAK TE MAKEN

Iemand die belt, heeft uiteraard een bepaalde verwachting, en dus een bepaalde vraag. In dit geval is die vraag: 'Het afzeggen van een afspraak'. Patiëntgericht telefoneren betekent dat je aan het eind van het gesprek controleert of de vraag waarvoor iemand belde, ook is beantwoord. Zoals eerder uitgebreid is besproken in hoofdstuk 2 over adviseren: een voorstel of advies zonder controle is geen goed voorstel. Altijd controleren of iemand het eens is met jouw voorstel! Dan ben je patiëntvriendelijk en patiëntgericht aan het werk. En wat als de patiënt Nee zegt? Daar komen we op terug!

Laten we naar andere voorbeelden 'luisteren'.

> Voorbeeld
> Doktersassistente: 'Met de praktijk van dokter Bijl.'
> Beller: 'Goedemiddag, met Franssen. Kan ik een afspraak maken?'
> Doktersassistente: 'Bij welke arts?'
> Beller: 'Nou, dat maakt me niet uit; doe maar bij degene bij wie ik het snelste terecht kan.'
> Doktersassistente: 'Eens even kijken, dan wordt het dinsdag 3 januari om 9 uur.'
> Beller: 'Zo vroeg wordt moeilijk voor me, ik moet vervoer regelen.'
> Doktersassistente: 'Dan wordt het donderdag 5 januari om 11 uur?'
> Beller: 'Ja, dat is goed.'

Doktersassistente: 'Daag.'

> **Voorbeeld**
> Doktersassistente: 'Goedemiddag, met de praktijk van dokter Bijl. U spreekt met Marianne.'
> Beller: 'Goedemiddag met Franssen, kan ik een afspraak maken?'
> Doktersassistente: 'Mevrouw Franssen, u wilt een afspraak maken, bij welke arts?'
> Beller: 'Nou dat maakt me niet uit; doe maar bij degene bij wie ik het snelste terecht kan.'
> Doktersassistente: 'Even nakijken. U kunt bij dokter Van de Molen terecht op dinsdag 3 januari 's morgens om 9 uur, schikt u dat?'
> Beller: 'Zo vroeg wordt moeilijk voor me, ik moet vervoer regelen.'
> Doktersassistente: 'Schikt donderdag 5 januari om 11 uur?'
> Beller: 'Ja, dat is goed.'
> Doktersassistente: 'Uw afspraak staat genoteerd, prettige dag verder.'
> Beller: 'U ook, goedemiddag.'

Bij dit gesprek geldt hetzelfde als bij het gesprek met de patiënt die een afspraak afzegde: Noem (als de omstandigheden dat toelaten) de naam van de beller en herhaal wat deze zegt over de reden van bellen (in dit geval een afspraak maken). Ook nu geldt dat het belangrijk is om bij de beller te controleren of die akkoord kan gaan met jouw voorstel! Jij ziet in de agenda wanneer er plaats is voor een afspraak, dat vertel je en dan controleer je of dit tijdstip de beller uitkomt.

## 4.3 Telefoneren over andere onderwerpen

De gesprekken die in de vorige paragrafen staan beschreven, kunnen ook gaan over andere onderwerpen, zoals het aanvragen van een herhaalrecept (als er in de praktijk geen receptenlijn is), over het klaarleggen van een formulier voor de prikdienst of over een verwijskaart of brief voor de specialist.

Ook hier geldt dat er aan het eind van het gesprek altijd moet worden gecontroleerd of iemands vraag is beantwoord. Doe dat dan niet zoals vaak gebeurt, door te zeggen: 'Oké?'

## 4.4 Samenvatting spitsuur

De volgende aandachtspunten kwamen in dit hoofdstuk aan de orde over bellen tijdens spitsuur:
- noem de beller bij diens naam, maar niet als anderen kunnen meeluisteren;
- noem je eigen naam;
- laat geen stilte vallen, maar noem de reden van bellen;
- afhankelijk van het onderwerp: controleer of de beller akkoord gaat met jouw voorstel, of controleer of de vraag van de beller is beantwoord.

# 5 Werken met de HAAK-scorelijst

## 5.1 HAAK-scorelijst ter beoordeling van communicatie en verslaglegging

Zie figuur 5.1 aan het einde van dit hoofdstuk.

## 5.2 Hoe wordt de HAAK-scorelijst toegepast?

In een huisartsenpraktijk worden dagelijks vele telefoontjes met vragen over iemands persoonlijke gezondheid beantwoord. Om de beller goed te woord te kunnen staan, moet de doktersassistente naast medische kennis beschikken over een hoge mate van communicatieve vaardigheid en dient ze dit ook in haar gedrag te tonen. De doktersassistente moet ook een correct verslag maken van wat met de patiënt telefonisch besproken is. Om de kwaliteit van de telefonische communicatie en de verslaglegging van doktersassistentes tijdens de gesprekken in de huisartsenpraktijk te kunnen toetsen, is de HAAK-scorelijst ontwikkeld.

In ieder gesprek dient de doktersassistente zich af te vragen: 'Waarom belt deze persoon, wat verwacht de beller van mij? Wat moet ik als doktersassistente nog meer weten om die vraag te kunnen beantwoorden? Hoe dringend is dit medische probleem? Welk zorgadvies kan ik geven? Wat vindt de patiënt van dit advies?'

Als geheugensteuntje en als kapstok voor het geven van structuur aan een gesprek kan het woord HAAK worden gebruikt. De letters in het woord HAAK betekenen:
– Hulpvraag
– Achtergrondinformatie
– Advies
– Klantreactie

'Hulpvraag is' wat de beller verwacht van de doktersassistente of de huisartsenpraktijk. Met 'achtergrondinformatie' wordt bedoeld datgene wat de doktersassistente moet weten om de mate van urgentie en het vereiste zorgniveau voor het probleem van de beller te kunnen bepalen. 'Advies' is datgene wat de doktersassistente de beller aanraadt te doen. Met 'klantreactie' wordt bedoeld hoe de beller reageert op het advies dat de doktersassistente heeft gegeven.

### 5.2.1 Definities van begrippen

De scorelijst kan worden gebruikt om de communicatieve vaardigheid van een doktersassistente te toetsen. Om deze scorelijst goed te kunnen toepassen is kennis van de volgende begrippen nodig:
a  communicatief gedrag;
b  inbelvraag;
c  probleemverheldering;
d  hulpvraag en verheldering hulpvraag;
e  persoonlijke omstandigheden;
f  samenvatten;
g  structureren en aankondigen;
h  open en (semi)gesloten vragen;
i  verbale en non-verbale signalen;
j  vervolgbeleid;
k  aandachtig luisteren;
l  klantgericht en klantvriendelijk.

#### A. COMMUNICATIEF GEDRAG

Onder communicatief gedrag wordt verstaan het gedrag dat de doktersassistente toont tijdens een gesprek en dat bijdraagt aan een effectieve communicatie met de beller. Het gaat om de manier waarop de communicatie plaatsvindt. Voorbeelden hiervan zijn: probleemverheldering, samenvatten, reageren op verbale en non-verbale signalen, adviseren, beller betrekken bij het probleem.

#### B. INBELVRAAG

Met inbelvraag wordt bedoeld wat de beller zelf in eerste instantie aangeeft als zijnde zijn probleem, zijn persoonlijke beleving van dit probleem, zijn hulpvraag en zijn persoonlijke omstandigheden:
– Wat is volgens de beller het probleem?

- Wat betekent dit voor de beller? Is hij door het probleem angstig, ongerust, onzeker?
- Wat is de hulpvraag? Wat verwacht de beller concreet van de doktersassistente en/of de huisartsenpraktijk?
- Wat zijn de persoonlijke omstandigheden van de beller?

Soms is het nodig meer duidelijkheid te krijgen over wat het probleem van de beller is of wat de beller verwacht. Dan is het noodzakelijk dat de doktersassistente de beller helpt dit nader te formuleren zonder dat meteen het probleem wordt uitgediept. Van belang is dat de doktersassistente de beller hierbij steunt, hem niet onnodig onderbreekt en hem zoveel mogelijk laat uitpraten.

### C. PROBLEEMVERHELDERING

Met probleemverheldering wordt bedoeld dat de doktersassistente op een voor de beller begrijpelijke wijze vragen stelt die ervoor zorgen dat zij over voldoende informatie beschikt om de mate van urgentie van het probleem van de beller te kunnen beoordelen.

### D. HULPVRAAG EN VERHELDERING HULPVRAAG

Met hulpvraag wordt bedoeld wat de beller wenst of verwacht dat gedaan wordt aan zijn probleem.
Met verheldering van de hulpvraag wordt bedoeld dat de doktersassistente zich verdiept in deze verwachting indien dit (nog) niet duidelijk is.

### E. PERSOONLIJKE OMSTANDIGHEDEN

De doktersassistente dient zich op de hoogte te stellen van de omstandigheden waarin de beller verkeert omdat dit van belang is bij het bepalen van de plaats waar zorg verleend kan worden.
Denk hierbij aan situaties als: iemand is oud en alleen wonend, of hulpbehoevend, of niet in staat zelfstandig naar de praktijk te komen.

### F. SAMENVATTEN

Samenvatten is het beknopt weergeven door de doktersassistente van wat de beller heeft gezegd.

Hierbij dient de inhoud van wat de beller in de voorafgaande fase van het gesprek heeft gezegd
- correct,
- op een beknopte manier,
- in een andere formulering dan door de beller geuit,

te worden weergegeven (letterlijke herhalingen dragen minder bij aan een positieve score dan beknopte samenvattingen in eigen bewoording).

De samenvatting dient ter toetsing te worden voorgelegd aan de beller. Dit kan de doktersassistente doen door vragen te stellen als: 'Klopt dit?' of: 'Heb ik u zo goed begrepen?' Als de beller aangeeft dat de samenvatting in het geheel of op onderdelen niet correct weergeeft wat hij zelf heeft gezegd of wilde zeggen, moet de doktersassistente dit corrigeren. Vervolgens legt de doktersassistente opnieuw de hele samenvatting of het desbetreffende onderdeel aan de beller ter toetsing voor.

Samenvatten kan tijdens het gehele gesprek plaatsvinden. Het kan uitgebreid gebeuren, zoals de samenvatting van de inbelvraag. Maar ook kort: de samenvatting van de mededeling 'Ik moet aan een stuk door hoesten' kan bijvoorbeeld zijn: 'U hoest voortdurend.' Uitgebreide samenvattingen tijdens het gesprek leiden tot een hogere score dan korte samenvattingen. Samenvatten helpt het gesprek te ordenen en het laat de beller weten wat de doktersassistente heeft gehoord. Uitgebreide samenvattingen ter afronding van fase 1 en fase 2 worden gescoord bij samenvattingen én bij structurering.

## G. STRUCTUREREN EN AANKONDIGEN

Een gestructureerd verlopend telefoongesprek bevordert een effectieve en efficiënte communicatie. We spreken van effectieve communicatie als de uitkomst van het gesprek het beoogde doel van het gesprek benadert. Het gesprek verloopt dan doeltreffend. Met efficiënte gespreksvoering wordt bedoeld dat de doktersassistente en de beller het gesprek op een verstandige, nuttige en qua tijd zuinige manier laten verlopen.
Om een gesprek effectief en efficiënt te laten verlopen, moet de

doktersassistente de regie over het gehele gesprek voeren, waarbij zij en de beller weten in welke fase het gesprek zich bevindt en wat de volgende fase zal zijn.

Dit heeft tot gevolg dat de doktersassistente zoveel mogelijk bespreekt wat in de desbetreffende fase thuis hoort. Zo is het raadzaam geen adviezen te geven in de fase dat ze zich nog oriënteert op de inbelvraag of nog om nadere informatie vraagt, zolang het doel nog niet is vastgesteld. Ook is het niet raadzaam om opnieuw achtergrondinformatie te vragen in de fase dat er al advies wordt gegeven. Hoe beter de doktersassistente erin slaagt te blijven in de fase waarin het gesprek zich bevindt, en hoe beter de beller weet in welke fase van het gesprek de doktersassistente verkeert, hoe effectiever en efficiënter het gesprek zal verlopen.

Het kan voorkomen dat de beller tijdens het adviseren een opmerking maakt die als gevolg heeft dat het advies mogelijk anders zou moeten luiden. Als om die reden besloten wordt nadere vragen te stellen, dient dit de beller duidelijk te worden gemaakt, zodat ook de beller weet waar het gesprek nu heen gaat. Dit kan bijvoorbeeld door te zeggen: 'Dit gegeven is nieuw voor mij, ik wil u daarover nog een paar vragen stellen.'

Aankondigen is het vermelden van de stap(pen) die de doktersassistente zal doen in het verdere verloop van het gesprek. Het maakt de beller duidelijk wat hij kan verwachten als gespreksvervolg en geeft daardoor aan de beller de zekerheid dat zijn probleem (nog) nader besproken zal worden. Bijvoorbeeld: 'Ik ga nu eerst uw persoonsgegevens noteren en dan kom ik terug op uw vraag.' Door een volgende stap in het gesprek aan te kondigen, zorgt de doktersassistente voor een duidelijke structuur in het gesprek.

## H. OPEN OF SEMIGESLOTEN VRAGEN

Open vragen zijn vragen die een onbegrensd gebied openleggen. Het antwoord is bij open vragen niet tevoren vastgelegd.

Gesloten vragen zijn vragen waarop een specifiek antwoord gegeven kan worden en zijn te beantwoorden met ja of nee. Bijvoorbeeld: 'Straalt de pijn uit naar de nek?'

Semigesloten vragen zijn vragen waarbij de doktersassistente enkele antwoorden voorstelt waaruit de beller dan een keuze kan maken, bijvoorbeeld door te vragen: 'Is de pijn hevig of matig?'

Voor de beller kan een vraag als 'Beschrijf de pijn' onduidelijk zijn. De beller weet soms niet hoe te antwoorden.

## I. NON-VERBALE EN VERBALE SIGNALEN

Tijdens het telefonische contact met een huisartsenpraktijk kunnen de doktersassistente en de beller elkaar niet zien. De communicatie tijdens een telefonisch contact wordt bepaald door woorden (het verbale deel) en door stemsignalen. Stemsignalen bevatten elementen als toonhoogte, klank, spreeksnelheid en verstaanbaarheid. Tussen doktersassistente en beller worden emoties vooral door de klank van de stem uitgewisseld. Van belang is dat de doktersassistente ingaat op de verbaal en non-verbaal geuite emoties.
In de reactie op de non-verbale signalen dient de doktersassistente het soort gevoel en de intensiteit van de emoties juist weer te geven. Bijvoorbeeld: 'U klinkt kwaad, klopt dat?'
Verbale signalen zijn de door de beller geuite opmerkingen, zoals: 'Ik maak me daar zorgen om.' Een adequate reactie van de doktersassistente kan zijn: 'U vertelt me dat u zich daar zorgen om maakt, kunt u me daar meer over vertellen, is er een speciale reden voor?'
Als de doktersassistente een uitdrukking als 'Ik begrijp het' gebruikt, is dit alleen een goede reactie op een verbaal signaal als zij ook laat weten wát zij begrepen heeft. Zonder nadere vraag naar de betekenis ervan kan het hoogstens een blijk van aandachtig luisteren zijn en wordt het in dat geval alleen bij dat item (17) gescoord.
Verbale communicatie stopt als een gesprek stopt, non-verbale communicatie gaat door zolang er telefonisch contact bestaat, ook als er niet gesproken wordt.

## J. VERVOLGBELEID

Als reactie op de inbelvraag heeft de doktersassistente de keuze uit meerdere mogelijkheden. Mogelijk kan de beller zelf het probleem aanpakken met enkele aanwijzingen van de doktersassistente. Het advies dat hij dan krijgt heet zelfzorgadvies. Of de doktersassistente besluit dat de beller naar de praktijk moet komen: 'Ik kan een afspraak voor u boeken om 11.00 uur. Neemt u thuis nog even de temperatuur op.' Of ze besluit dat de arts een huisvisite zal afleggen: 'De huisarts komt over een half uur.' Een andere mogelijkheid is dat ze de beller vertelt op een later tijdstip op het spreekuur te komen, waarbij ze hem tevens uitlegt hoe te handelen in de tussentijd, bijvoorbeeld: 'Ik adviseer u vanaf nu veel te rusten en morgenochtend op het spreekuur te komen voor nader overleg.' Ook kan het voorkomen dat de doktersassistente het gesprek doorschakelt naar de huisarts of dat de huisarts zelf contact opneemt met de beller. Van belang is dat de doktersassistente geen vakjargon gebruikt. In plaats van 'Als er nog oedeem zit...' kan beter gezegd worden: 'Als de zwelling...'

Het vervolgbeleid kan dus zowel een advies als een (telefonische) afspraak met de huisarts betreffen, of een combinatie hiervan.

### K. AANDACHTIG LUISTEREN

Tijdens alle gespreksfasen is het van belang dat de doktersassistente laat merken dat zij aandachtig naar de beller luistert, zodat de beller zich aangemoedigd voelt zijn verhaal te vertellen. Het gericht zijn op de beller wordt ondersteund door de beller in het verloop van het gesprek met diens correcte naam aan te spreken. Met korte signalen kan de doktersassistente het aandachtig luisteren verbaal laten merken, bijvoorbeeld door te zeggen: 'Mm, mm', 'Ik luister', 'Ga door', 'Wat vervelend voor u.'

Van belang hierbij zijn de aard, de timing en de frequentie van het signaal.

Met de aard van het signaal wordt bedoeld dat de toon en de inhoud van het signaal oprecht moeten zijn en niet oordelend. Het signaal 'ja, ja' of 'nee, nee' kan bij een bepaalde intonatie als waarderend of juist als afkeurend worden ervaren.

Timing betekent dat het signaal gegeven moet worden tijdens een natuurlijke pauze in het gesprek en niet op een willekeurig moment, want dan kan het als storend worden ervaren.

De frequentie waarmee het signaal wordt gegeven, hangt vooral af van de spreeksnelheid van de beller. Iemand die snel spreekt, behoeft geen of weinig aanmoediging. Voor iemand die aarzelend spreekt, kan een kleine aanmoediging zeer functioneel zijn.

De doktersassistente kan het signaal geven om de beller te stimuleren verder te vertellen of om te laten merken dat zij gehoord heeft wat de beller heeft gezegd. De mate waarin de doktersassistente oprechte betrokkenheid laat blijken, bepaalt of het gesprek als 'koud' of 'warm' kan worden gekwalificeerd.

### L. KLANTGERICHT EN KLANTVRIENDELIJK

Een goede definitie van het begrip 'klantgericht en klantvriendelijk' is moeilijk te geven. Toch heeft iedereen een idee over de betekenis ervan.

Klantgericht kan men omschrijven als het zich richten op de verwachting van de klant. De klant moet het gevoel krijgen dat het gesprek over en met hem werd gevoerd. Ook het opzij kunnen zetten van eigen gevoelens als boosheid of ongeduld door de doktersassistente is een teken van klantgerichtheid.

Klantvriendelijk wil zeggen dat de doktersassistente het gesprek voert op een manier die bij de beller als vriendelijk wordt ervaren. Snelheid van spreken en verstaanbaarheid van de doktersassistente kunnen hierbij een rol spelen voor de beller. Het spreken in dialect is toegestaan mits de doktersassistente zeker weet dat de beller dit verstaat. Ook het niet onnodig in de rede vallen van de beller is een teken van klantvriendelijk telefoneren.

### 5.2.2 Algemene structuur van een telefonisch gesprek

Een telefonisch gesprek tussen een doktersassistente en beller dient te verlopen volgens vaste herkenbare fasen.

Tijdens de eerste fase stelt de doktersassistente vast wat volgens de beller het probleem is, hoe de beller dit probleem beleeft, wat zijn verwachting en wat de persoonlijke situatie van de beller is. Tijdens deze eerste fase heeft de beller de 'regie' over het gesprek (stoom afblazen).

Vervolgens gaat de doktersassistente op zoek naar nadere informatie over het probleem. Dit betreft inhoudelijke informatie waarbij ook nu weer de beleving van de beller ter sprake moet komen. In deze fase voert de doktersassistente de 'regie' over het gesprek.

Als voldoende informatie is verkregen, kan zij bepalen wat de mate van urgentie van het probleem is en advies geven over de te leveren vorm van zorg.

Tot slot komt de fase waarin zij in samenspraak met de beller het gesprek afrondt. Zij voeren in deze afsluitende fase beiden de 'regie' over het gesprek, waarbij de doktersassistente moet bepalen of de beller instemt met het gegeven advies.

De doktersassistente moet tijdens het gehele gesprek door middel van haar communicatief gedrag laten blijken dat zij de beller als gelijkwaardige benadert.

Een aparte fase is de onderbrekingsfase. Deze onderbreking kan door de doktersassistente gebruikt worden om het probleem met de huisarts te bespreken, om een medisch handboek te raadplegen, om zich te bezinnen op het probleem of om het te geven advies voor te bereiden. Deze onderbrekingsfase kan op elk moment plaatsvinden, dus ook direct aan het begin van het gesprek en zo nodig meerdere malen gedurende het gesprek.

Kortom, de te onderscheiden fasen zijn:
1 opening met vaststelling inbelvraag;
2 het verkrijgen van nadere informatie over het medische probleem;
3 bepaling van het vervolgbeleid;
4 afronding met instemming van beller;
5 eventueel een onderbreking (tijdens of tussen de verschillende gespreksfasen).

### 5.2.3 Samenstelling scorelijst en toelichting op items

De scorelijst is onderverdeeld in twee delen:
a **communicatieve vaardigheden per gespreksfase** (item 1 t/m 13)
Hier worden vaardigheden gegroepeerd die van specifieke betekenis zijn voor een bepaalde fase in het telefonische contact.
b **algemene communicatie vaardigheden** (item 14 t/m 18)
Hier zijn vaardigheden opgenomen die tijdens het gehele gesprek van belang zijn. Het desbetreffende item wordt eenmaal gescoord. Dit herhaald gedrag wordt als één gemiddelde score in de eindscore gewaardeerd.

AD A: COMMUNICATIEVE VAARDIGHEDEN PER GESPREKSFASE

*Fase 1: Opening en globale vaststelling inbelvraag (= probleem, beleving, verwachting en persoonlijke omstandigheden van beller) (en zo nodig opnemen van persoonsgegevens)*

*Toelichting*
De inbelvraag bevat vier elementen: het (medische) probleem, de persoonlijke beleving ervan, de verwachting en de persoonlijke omstandigheden van de beller. Deze vier elementen worden het best achterhaald door het stellen van een open vraag. Het stellen van alleen de vraag 'Wat kan ik voor doen?' of 'Wat is er aan de hand?' is niet voldoende. Het gaat erom dat de doktersassistente de beller uitnodigt en aanmoedigt meer te vertellen over zijn probleem, bijvoorbeeld: 'U zegt dat u last van keelpijn heeft, kunt u me daar meer over vertellen?' Het kan zijn dat de inbelvraag voor de doktersassistente geheel of gedeeltelijk onduidelijk is. Dan moet de

doktersassistente de beller helpen bij het formuleren van de inbelvraag of onderdelen hiervan. Van belang hierbij is dat de beller zowel zijn probleem kan vertellen alsook zijn beleving, zijn ideeën en zijn verwachtingen kenbaar kan maken. De tijd die de beller voor deze fase krijgt, heeft grote invloed op een effectief verloop van het gesprek.

Het is belangrijk dat de beller zijn verwachtingen kan uitspreken, ook al zal bij de latere advisering niet altijd aan alle verwachtingen (kunnen) worden voldaan. Door over de verwachtingen te kunnen spreken, ervaart de beller dat hij in het gesprek wordt betrokken en bouwt de doktersassistente een vertrouwensrelatie op met de beller. Dit wordt bevorderd door vriendelijk, actief, aandachtig en onbevooroordeeld te luisteren. De beller in deze fase onderbreken, komt als zeer storend over en beïnvloedt mogelijk de verdere voortgang van het gesprek ongunstig doordat de beller onzeker wordt over de manier waarop het gesprek zal verlopen. De beller weet dan niet meer of voor het bespreken van zijn verwachtingen nog wel tijd en gelegenheid is in een latere fase van het gesprek. Ook is het van belang dat de beller in zijn waarde wordt gelaten. Dit betekent erkenning van zijn verhaal, ook al heeft de doktersassistente een geheel andere kijk op de problematiek.

Van belang is tevens dat de doktersassistente een gevoelig oor heeft voor de non-verbale signalen die de beller met zijn stem zal geven. Deze dienen voortdurend te worden opgevangen. De doktersassistente moet ook deze eigen indrukken verifiëren om misverstanden te voorkomen over de interpretatie. Er bestaat een sterke relatie tussen tevredenheid van de beller en deze patiëntgerichte benadering.

Deze eerste fase dient afgesloten te worden met een samenvatting van de inbelvraag waaruit moet blijken dat de doktersassistente de volledige inbelvraag heeft begrepen en dit ook heeft gecontroleerd bij de beller. Dit doet de doktersassistente door expliciet naar instemming met de samenvatting te vragen, bijvoorbeeld door te vragen: 'Heb ik u zo goed begrepen?'

De doktersassistente zal soms persoonsgegevens moeten opvragen bij de beller, zoals zijn NAW-gegevens (naam, adres, woonplaats), zijn telefoonnummer en zijn verzekeringsnummer, maar meestal zijn deze gegevens al bekend.

Van belang is dat de doktersassistente de beller de gelegenheid biedt diens problemen te vertellen en dat daarna verder wordt ingegaan op het probleem. Het aankondigen van deze structuur van het verdere gesprek geeft de beller informatie over de wijze waarop het gesprek zal worden voortgezet en voorkomt bij de beller onzekerheid hierover. Tevens biedt deze fase de gelegenheid te wennen aan elkaars stem en spraakgedrag.

Fase 1 kan als volgt worden onderverdeeld:

1. **Maakt telefonisch kennis op verstaanbare wijze**
   De doktersassistente zegt duidelijk verstaanbaar haar eigen naam en de naam van de huisartsenpraktijk. Per huisartsenpraktijk bestaan afspraken over het noemen van de volledige of gedeeltelijke (ware) naam van de doktersassistente.
2. **Vraagt naar of benoemt het (medische) probleem en de beleving hiervan**
   De doktersassistente vraagt de beller het (medische) probleem te vertellen en hoe de beller dit beleeft. Als de beller zelf zijn probleem en/of zijn beleving ervan concreet vertelt, kan de doktersassistente het probleem en/of de beleving herhalen of deze in de samenvatting benoemen. Dan weet de beller dat zijn probleem en/of zijn beleving ervan goed is begrepen. Als de beller zijn probleem en/of de beleving ervan niet concreet of slechts summier vertelt, dient de doktersassistente door te vragen naar zijn probleem en/of de beleving zonder dat het vragen ernaar het karakter krijgt van een anamnese. Bijvoorbeeld: 'U zegt last van uw enkel te hebben, kunt u me daar iets meer over vertellen?' of: 'U zegt dat u zich zorgen maakt over de koorts van de kleine, is daar een bepaalde reden voor?'
3. **Vraagt naar of benoemt de verwachting en de persoonlijke omstandigheden**
   De doktersassistente vraagt de beller naar zijn hulpvraag en naar zijn persoonlijke omstandigheden. De doktersassistente toont een open houding en belangstelling voor de beller tijdens deze fase van inventarisatie van zijn hulpvraag en/of persoonlijke omstandigheden. Als de beller zelf zijn hulpvraag en/of persoonlijke omstandigheden vertelt, kan de doktersassistente de hulpvraag en/of persoonlijke omstandigheden in een samenvatting herhalen of benoemen. Dan weet de beller dat zijn hulpvraag en/of persoonlijke omstandigheden goed zijn begrepen. Als de beller zelf geen hulpvraag en/of persoonlijke omstandigheden vermeldt of als deze voor de doktersassistente niet concreet genoeg zijn, dient de doktersassistente door te vragen op de hulpvraag en/of

persoonlijke omstandigheden: 'Wat is uw vraag aan mij?' of: 'Waarom vindt u een visite nodig?'

4 **Verzamelt persoonsgegevens op gepast moment en op gepaste wijze**
Dit item zal in de huisartsenpraktijk meestal niet aan bod komen omdat alle gegevens over de patiënt al bekend zijn. Het gaat bij dit item om de timing: het moment waarop naar de persoonsgegevens wordt gevraagd. Tevens is het van belang dat dit vragen naar persoonsgegevens op gepaste wijze gebeurt. Dit kan door het aan te kondigen. Als de doktersassistente in een latere fase van het gesprek aangeeft dat zij alsnog de persoonsgegevens wil noteren, kan zij dit ook doen maar dient zij de beller dit te laten weten. Voorbeeld: 'Neemt u mij niet kwalijk maar ik zie dat ik nog niet al uw gegevens heb genoteerd.'

*Fase 2: Het uitdiepen van het (medische) probleem*

*Toelichting*
Het vervolg van het gesprek dient ingeleid te worden door aan te geven dat nu een aantal vragen gesteld zal worden om het (medische) probleem uit te diepen. Omdat de doktersassistente gericht is op het bepalen van de mate van urgentie en de bijpassende zorg, zal zij kunnen overgaan op het stellen van (semi)gesloten vragen op zoek naar specifieke informatie die voor de beller vaak niet direct verband houdt met het eigenlijke probleem, maar die wel van belang is voor het uitvoeren van de taak van de doktersassistente. In deze fase zal tussentijds samenvatten met controle van de samenvatting ertoe bijdragen dat de nauwkeurigheid van de conclusies van het gesprek wordt bevorderd. Deze samenvatting biedt doktersassistente en beller de gelegenheid te beoordelen of de informatie volledig en correct is. In deze fase dient steeds aandacht te bestaan voor zowel de ziekte zelf als voor de beleving van de klacht bij de beller. Het kan voorkomen dat de beller (bijna) alle vragen met 'ja' beantwoordt omdat de beller niet alle vragen goed begrijpt of omdat hij hoopt dat daardoor eerder zal worden besloten tot het advies naar de huisartsenpraktijk te komen. De doktersassistente dient dan over te gaan op andere vraagtechnieken, zoals het stellen van open vragen of door al beantwoorde vragen nogmaals te stellen maar dan op een andere wijze. De doktersassistente moet zich echter realiseren dat de verwachting van de beller een belangrijke rol speelt in diens gedrag. Mogelijk dat die verwachting nogmaals

moet worden besproken. Als blijkt dat de beller absoluut gezien wil worden, zal verdere communicatie vrijwel onmogelijk worden en rest de doktersassistente weinig anders dan hieraan gehoor te geven. Ook nu is het belangrijk dat de doktersassistente aankondigt wanneer zij overgaat naar de volgende fase, waarin het vervolgbeleid ter sprake komt.

1 **Gebruikt bij voorkeur (semi)gesloten vragen**
   De doktersassistente stelt bij voorkeur semigesloten of gesloten vragen op een voor de beller begrijpelijke manier om specifieke informatie over het probleem te verkrijgen. De doktersassistente stelt één vraag tegelijk, zodat de beller weet op welke vraag antwoord moet worden gegeven. Het gebeurt echter in ieder gesprek dat de doktersassistente nog een aantal vragen moet stellen, die naar verwachting met 'nee' zullen worden beantwoord. Die vragen moeten desondanks toch gesteld moeten om de veiligheid van de telefonische triage te verhogen. Dan mag zij meerdere items tegelijk vragen, bijvoorbeeld: 'U hebt geen diarree en ook niet hoeven over te geven?' Zij kan echter niet vragen: 'U hebt geen diarree, u slikt geen medicijnen en bent nooit eerder aan uw buik geopereerd?' Die vragen lopen namelijk te sterk uiteen.

*Fase 3: Vervolgbeleid*

*Toelichting*
De inbelvraag uit fase 1 en de nadere informatie uit fase 2 hebben de doktersassistente gegevens geleverd waarmee de mate van urgentie en de passende vorm van zorg kan worden bepaald. Verwachting en vervolgbeleid kunnen van elkaar verschillen, maar zij kunnen ook geheel in overeenstemming met elkaar zijn. Het met nadruk benoemen van een overeenstemmend of afwijkend advies geeft de beller duidelijkheid over de opvatting van de doktersassistente over de inbelvraag: 'Ik ben het mee u eens dat uw kind op korte termijn onderzocht moet worden' of: 'Ik denk dat het probleem kan wachten tot morgen' of: 'Gezien uw leeftijd en omdat u zo slecht ter been bent, zal ik de dokter langs sturen.'
Bij advisering is het van belang dat de hoeveelheid informatie niet te veel omvattend is en dat het advies door de beller begrepen wordt. Daarom dient de doktersassistente te controleren of de beller het advies en het vervolgbeleid heeft begrepen. Als de beller dit volgens haar niet of onvoldoende heeft begrepen, dient zij het ad-

vies geheel of gedeeltelijk te herhalen of nader uit te leggen. Er bestaat een positieve relatie tussen de hoeveelheid informatie over ziektes, aandoeningen of het te volgen beleid, en de tevredenheid van patiënten. Te veel informatie ineens leidt niet tot tevredenheid over advisering bij patiënten. Het advies dient in voor de beller begrijpelijke taal te worden gegeven, waarbij vakjargon moet worden vermeden. Ook moet de beller attent worden gemaakt op het vangnet: wat te doen als de klachten verergeren of indien de ongerustheid blijft? Daarnaast kan het nodig zijn in deze afsluitende fase de beller te attenderen op verschijnselen die het nodig maken opnieuw contact op te nemen met de praktijk.

1 **Herhaalt probleem en hulpvraag, geeft dan vervolgbeleid met toelichting**
De doktersassistente herhaalt het probleem en de hulpvraag, dan volgt het vervolgbeleid als reactie hierop. Het vervolgbeleid kan bestaan uit een visite of een (telefonisch) consult, een zelfzorgadvies of een advies voor de komende periode. De doktersassistente geeft tevens een toelichting op dit beleid of advies. Als de doktersassistente nog niet naar de verwachting heeft gevraagd (bijvoorbeeld omdat zij direct enkele persoonsgegevens wilde noteren) kan zij dit ook nu vragen. De toelichting kan bijvoorbeeld luiden: 'Goed dat u gebeld hebt, ik denk dat u door de dokter moet worden gezien wegens uw zwangerschap' of: 'Neemt u thuis eerst de temperatuur op voordat u komt, want die wil de dokter weten.' Het kan zijn dat de verwachting van de beller zoals geuit in de hulpvraag anders is dan het advies dat wordt gegeven (beller wilde komen, maar krijgt zelfzorgadvies) of juist in overeenstemming met de wens van de beller. Van belang is dat de doktersassistente het vervolgbeleid bespreekt, nadat de fase van informatieverzameling over het (medische) probleem volledig is afgerond.

2 **Controleert of vervolgbeleid begrepen en uitvoerbaar is**
De doktersassistente gebruikt geen vakjargon. Ze zegt bijvoorbeeld. 'U kunt tegen de pijn paracetamol nemen'. In vakjargon zou dit luiden: 'Neem een analgeticum.'
De doktersassistente controleert of het vervolgbeleid door de beller begrepen is, bijvoorbeeld door te vragen: 'Is mijn advies voor u duidelijk?' of: 'Gaat dit lukken?' of: 'Zal ik het advies nog eens herhalen?'

De doktersassistente controleert of het vervolgbeleid uitvoerbaar is voor de beller. Bijvoorbeeld: 'U kunt straks om 12.45 uur terecht. Haalt u dat?'
Als de beller zelf aangeeft het vervolgbeleid te hebben begrepen en/of te kunnen uitvoeren, hoeft de doktersassistente het advies niet meer te controleren. Voorbeeld: 'De dokter is over tien minuten bij u', en de beller antwoordt met: 'Prima, dan zie ik hem wel verschijnen.' Nadere controle is nu niet nodig.

3 **Bespreekt vangnet**
De doktersassistente vertelt de beller wat te doen als de huidige klachten verergeren, of als de beller ongerust is of wordt, of bij welke nieuwe verschijnselen of klachten opnieuw contact met de praktijk moet worden opgenomen.

*Fase 4: Afsluiten van het gesprek*

*Toelichting*
De hulpvraag van de beller was het uitgangspunt van het gesprek en deze vraag dient centraal te staan tijdens het gehele gesprek. Het vervolgbeleid moet in overleg met de beller worden vastgesteld. De kans dat de beller de adviezen zal opvolgen, wordt groter naarmate hij actiever bij de besluitvorming wordt betrokken. Van belang hierbij is dat de doktersassistente bij de beller controleert of de beller kan instemmen met het vervolgbeleid. Evenzeer van belang is dat de doktersassistente doorvraagt bij de beller als blijkt dat het gegeven vervolgbeleid niet leidt tot de gewenste tevredenheid van de beller. Dit is nodig om te kunnen achterhalen welke belemmeringen er zijn voor de beller om het gegeven advies op te volgen of te accepteren. Tevens is het van belang dat de doktersassistente zich in deze fase flexibel opstelt in het te volgen beleid. Het kan nodig zijn dat de beller niet om medisch-inhoudelijke maar om andere redenen, zoals angst, wordt uitgenodigd naar de praktijk te komen, nadat eerst op medisch-inhoudelijke basis het advies was gegeven om de volgende dag te komen.

1 **Controleert of beller instemt met vervolgbeleid**
Als de beller expliciet instemt met het gegeven vervolgbeleid, behoeft de doktersassistente deze instemming niet nogmaals te controleren. Bijvoorbeeld als de doktersassistente zegt: 'U kunt over een uur terecht' en de beller antwoordt: 'Prima, ik zal er zijn.' Als de beller dit niet zelf spontaan vermeldt, controleert de

doktersassistente of de beller kan instemmen met het gegeven beleid door de vraag te stellen: 'Kunt u zich hierin vinden?' Het is van belang dat de doktersassistente niet afgaat op het vermoeden dat de beller het eens is met het gegeven advies.

2 **Toont open houding en flexibiliteit over beleid**
De doktersassistente stelt zich open en flexibel op als blijkt dat de beller het niet eens is met het gegeven vervolgbeleid. De doktersassistente verdiept zich in de reden hiervan en komt tot een oplossing in samenspraak en in overeenstemming met de beller. Bijvoorbeeld: de beller laat merken dat de angst niet is weggenomen, ook al heeft de doktersassistente zorgvuldig doorgevraagd. De doktersassistente besluit de beller om die reden naar de praktijk te laten komen voor een consult bij de huisarts. Ander voorbeeld: de beller wil eigenlijk dat de huisarts naar hem kijkt, maar medisch gezien is daartoe geen reden. De doktersassistente stelt voor de beller twee uur later terug te bellen om samen de situatie opnieuw te beoordelen.

3 **Sluit af met correcte slotzin**
De doktersassistente sluit op professionele wijze het gesprek af en verbreekt niet als eerste de verbinding. Professioneel betekent dat de doktersassistente het gesprek beëindigt door de naam van de beller te noemen en geen gebruik te maken van populaire zinsneden als 'doeg' of 'het beste'. Een correcte slotzin is bijvoorbeeld: 'Goedenavond, mevrouw Jansen, ik wens u beterschap.'

*Fase 5: Onderbrekingsfase (eventueel)*

Toelichting
Om verschillende redenen kan de doktersassistente besluiten het gesprek te onderbreken. Zo kan zij dit doen om overleg te plegen met de huisarts, of om een boek te raadplegen, of om zich te bezinnen op het te geven advies. Van belang hierbij is dat de doktersassistente de beller van deze onderbreking op de hoogte stelt. De onderbreking aankondigen met vermelding van de reden is hierbij belangrijk, bijvoorbeeld: 'Blijft u aan de lijn, ik ga uw vraag aan de dokter voorleggen.' Na het op professionele wijze terugnemen van het gesprek dient de doktersassistente het resultaat van de onderbreking aan de beller te vertellen, bijvoorbeeld: 'Bedankt voor het wachten. Ik heb uw probleem besproken met de arts. Hij wil weten of u bloeddruktabletten slikt.'

1 **Kondigt onderbreking aan en vermeldt de reden**
De doktersassistente geeft aan dat het gesprek tijdelijk wordt onderbroken en geeft kort aan waarom dat wordt gedaan.
2 **Vertelt uitkomst van de onderbreking**
De doktersassistente bedankt de beller voor het wachten en vertelt in het kort het resultaat van de onderbreking.

## AD B: ALGEMENE COMMUNICATIEVE VAARDIGHEDEN

Ter bepaling van de kwaliteit van een telefonisch gesprek dient bepaald gedrag herhaaldelijk te worden getoond.

1 **Samenvatten, controleren en bijstellen**
De doktersassistente geeft aan het slot van de fasen 1 en 2 een correcte en beknopte samenvatting van wat de beller heeft verteld en controleert dit bij de beller. Deze controle kan worden gedaan op een vragende wijze ('U hebt geen thermometer in huis?') of toetsende wijze ('Klopt dit?' of 'Heb ik u zo goed begrepen?'). Indien nodig corrigeert de doktersassistente de samenvatting en controleert zij of de samenvatting daarna wel correct is.
2 **Reageert op gevoelens na (non-)verbale signalen**
De doktersassistente reageert tijdens alle gespreksfasen op gevoelens van de beller die door verbale en/of non-verbale signalen zijn geuit en koppelt haar eigen interpretatie ervan op hoorbare wijze terug naar de beller door deze signalen te benoemen. In dit item gaat het om het gevoel dat de beller aangeeft te hebben, bijvoorbeeld: 'U klinkt ongerust, klopt dit?' of: 'U zegt dat u zich zorgen maakt. Is daar een reden voor?' Het gaat in dit item niet om de beleving van het probleem door de beller. In de reactie op (non-)verbale signalen dient de doktersassistente het soort gevoel en de intensiteit van de emoties juist weer te geven.
3 **Structureert het gesprek en zorgt voor een goede regie**
De doktersassistente geeft leiding aan het gesprek en zorgt ervoor dat de verschillende fasen op elkaar aansluiten. Dit betekent dat de fasen: opening, nadere informatie, vervolgbeleid en afronding na elkaar plaatsvinden. De doktersassistente geeft structuur aan het gesprek door aan te kondigen wat de volgende fase zal zijn. Zij moet zorgen voor een doeltreffende en doelmatige voortgang van het gesprek. Een evenwichtige tijdsbesteding draagt hieraan bij. Als de beller te veel uitweidt over zijn probleem, moet de doktersassistente dit op een tactische wijze afbreken, bijvoor-

beeld door te zeggen: 'Ik vat nu eerst samen wat u tot nu toe verteld hebt.' De doktersassistente dient ook niet onnodig vaak een advies te herhalen.

Soms is het nodig dat de doktersassistente vanuit een bepaalde fase teruggaat naar een eerdere fase. Van belang is dan dat de doktersassistente dit aankondigt, bijvoorbeeld: 'Ik merk dat ik u nog niets gevraagd heb over uw zwangerschap. Ik ga u nu nog enkele vragen daarover stellen.'

4 **Luistert aandachtig**
Tijdens alle gespreksfasen is het van belang dat de doktersassistente laat merken dat zij aandachtig luistert naar de beller. Dit kan de doktersassistente ook laten blijken door actief en op de beller gericht te luisteren, zodat de beller zich aangemoedigd voelt zijn verhaal te vertellen. Dit kan zij doen met reacties als: 'Hmm, hmm', 'Ja, vertel verder', 'Ja, ja', 'Gaat u door', 'Wat vervelend voor u'. Zij kan een dergelijk signaal geven terwijl de beller iets vertelt om hem te stimuleren zijn verhaal verder te vertellen, of nadat de beller iets verteld heeft om op dat moment te laten merken dat zij gehoord heeft wat de beller zojuist heeft gezegd. Het gericht zijn op de beller wordt ondersteund door de beller te laten uitpraten.

5 **Communiceert klantvriendelijk en verstaanbaar**
Een zekere mate van subjectiviteit van de kant van de beoordelaar zal een rol spelen bij dit item. Wat de een een prettig spreektempo vindt, ervaart de ander mogelijk geheel anders. Hoe de beller dit ervaart, kan niet bepaald worden.

Een rustig en gelijkmatig spreektempo heeft een positieve invloed op agressieve of gehaaste patiënten. Een vriendelijke intonatie en spreken op een zekere manier dragen hier ook toe bij. Een goede verstaanbaarheid kan worden bereikt door met een juist volume en duidelijk gearticuleerd te spreken. Dit bevordert de informatieoverdracht en derhalve de effectiviteit en de efficiëntie van het gesprek. Dit kan betekenen dat in lokaal gebruikelijk dialect wordt gesproken mits beller en doktersassistente ervan overtuigd zijn dat zij elkaar kunnen verstaan en begrijpen.

## 5.2.4 Verslaglegging

Het maken van het verslag van een telefonisch contact kost tijd, tijd die de doktersassistente dringend nodig heeft om de grote stroom telefoontjes te beantwoorden. Of die investering in tijd zinvol is,

wordt bepaald door de waarde die aan het verslag wordt toegekend. De waarde wordt bepaald door degenen die het verslag lezen en door de intentie waarmee zij het lezen. Het verslag kan worden gelezen door:
- de eigen huisarts;
- de patiënt zelf.

Het verslag dient op gestructureerde wijze schriftelijk weer te geven wat tijdens het telefonische contact is besproken.
De verslaglegging volgt dezelfde opbouw als die van het telefonische contact en beschrijft de volgende elementen per gespreksfase:
- Fase 1: **H**ulpvraag: beschrijving van de hulpvraag: met welke klacht, probleem en met welke verwachtingen belt de beller.
- Fase 2: **A**chtergrondinformatie: beschrijving van de vragen en antwoorden die de doktersassistente heeft gesteld om de mate van urgentie en de persoon en locatie van de zorg te kunnen bepalen.
- Fase 3: **A**dvies: beschrijving van het gegeven advies en welk vervolgbeleid is afgesproken.
- Fase 4: **K**lantreactie: beschrijving van de reactie hierop door de beller.

Om onnodig schrijfwerk te voorkomen wordt informatie over de reactie van de beller (klant) kort weergegeven, bijvoorbeeld: K+ betekent: de beller gaat akkoord met het gegeven advies. Als de beller definitief niet instemt met het gegeven advies (zie item 10), dan wordt dit expliciet beschreven: K- met reden.

Het verslag is inhoudelijk correct als het de volgende informatie bevat:
- de reden van bellen;
- aanvullende informatie uit de anamnese, waarbij, indien relevant, ook de persoonlijke situatie (angst, ongerust) en persoonlijke omstandigheden (bedlegerig, slecht ter been) van de beller worden vermeld;
- het advies dat de beller ontving;
- de reactie van de beller op de uitkomst van het telefonische overleg (indien relevant).

## HAAK-scorelijst ter beoordeling van communicatie en verslag

Naam beoordelaar:  Gespreksdatum:
Naam huisartsenpraktijk/-post:  Beoordelingsdatum:

De items worden steeds gescoord op een schaal van 0 t/m 4.
0 = niet aanwezig 1 = slecht 2 = twijfelachtig 3 = voldoende 4 = goed nvt = niet van toepassing (terecht afwezig)

### Communicatieve vaardigheden per gespreksfase

#### Fase 1: Opening en globale vaststelling inbelvraag

( = probleem, beleving, verwachting en persoonlijke omstandigheden van beller)

**1. Maakt telefonisch kennis op verstaanbare wijze**     0 1 2 3 4
O vermeldt eigen naam verstaanbaar
O vermeldt naam huisartsenpraktijk/-post

**2. Vraagt naar of benoemt (medisch) probleem en de beleving hiervan**     0 1 2 3 4
O vraagt naar het (medische) probleem
O vraagt naar persoonlijke beleving hiervan

**3. Vraagt naar of benoemt verwachting en persoonlijke omstandigheden**     0 1 2 3 4
O vraagt naar de verwachting van de beller
O vraagt naar zijn persoonlijke omstandigheden

**4. Verzamelt persoonsgegevens op gepast moment en op gepaste wijze**     0 1 2 3 4
O neemt persoonsgegevens op na eerste oriëntatie op inbelvraag
O kondigt dit aan

#### Fase 2: Verkrijgen van nadere informatie over het (medische) probleem

**5. Gebruikt bij voorkeur (semi) gesloten vragen**     0 1 2 3 4
O stelt bij voorkeur semi (half) of geheel gesloten vragen
O stelt vragen op voor beller begrijpelijke wijze
O stelt één vraag tegelijk

#### Fase 3 Vervolgbeleid

**6. Herhaalt probleem en hulpvraag, geeft dan vervolgbeleid met toelichting**     0 1 2 3 4
O herhaalt kort het probleem en de hulpvraag van de beller
O geeft vervolgbeleid aan met toelichting
O gebruikt geen vakjargon

**7. Controleert of vervolgbeleid begrepen en uitvoerbaar is**     0 1 2 3 4 nvt
O controleert of vervolgbeleid begrepen is
O controleert of vervolgbeleid uitvoerbaar is

**8. Bespreekt vangnet**     0 1 2 3 4 nvt
O vertelt wat te doen als huidige klachten verergeren
O vertelt wat te doen als beller ongerust blijft
O vertelt bij welke nieuwe klachten opnieuw contact moet worden opgenomen

#### Fase 4: Afsluiten van het gesprek

**9. Controleert instemming van beller met vervolgbeleid**     0 1 2 3 4 nvt
O controleert of beller kan instemmen met het vervolgbeleid

**10. Toont open houding en flexibiliteit over vervolgbeleid**     0 1 2 3 4 nvt
O toont open houding als beller niet instemt
O verdiept zich in reden hiervan
O komt tot oplossing in overeenstemming met beller

**11. Sluit af met correcte slotzin**     0 1 2 3 4
O sluit gesprek op professionele wijze af
O laat beller als eerste de verbinding verbreken

### Onderbreking

Tijdens het telefonische contact kan de centralist op ieder moment besluiten tot onderbreking. Ook indien meerdere keren een onderbreking heeft plaatsgevonden tijdens hetzelfde contact, éénmaal scoren

**12. Kondigt onderbreking professioneel aan en vermeldt de reden**  0 1 2 3 4 nvt
O kondigt onderbreking aan
O vertelt reden van onderbreking

**13. Hervat gesprek professioneel en vertelt uitkomst van de onderbreking**  0 1 2 3 4 nvt
O bedankt voor het wachten
O benoemt uitkomst van onderbreking

### Algemene communicatieve vaardigheden

**14. Samenvatten, controleren en bijstellen**  0 1 2 3 4
O geeft samenvatting
O controleert samenvatting bij beller
O corrigeert zo nodig samenvatting

**15. Reageert op gevoelens na (non)-verbale signalen**  0 1 2 3 4
O geeft reactie op verbale signalen
O geeft reactie op non-verbale signalen
O koppelt eigen interpretatie terug naar beller

**16. Structureert het gesprek en zorgt voor een goede regie**  0 1 2 3 4
O laat de verschillende fasen op elkaar aansluiten
O zorgt voor een evenwichtige tijdsbesteding
O kondigt volgende stap van gesprek aan

**17. Luistert aandachtig**  0 1 2 3 4
O moedigt beller met korte signalen aan zijn verhaal verder te vertellen
O bevestigt met korte signalen dat hij gehoord heeft wat de beller vertelde
O noemt tijdens het gesprek de correcte naam van de beller
O laat beller uitpraten

**18. Communiceert klantvriendelijk en verstaanbaar**  0 1 2 3 4
O heeft goed spreektempo
O spreekt voor de beller op verstaanbare wijze
O heeft goede intonatie

**Overige feedback**

*Figuur 5.1*
*HAAK-scorelijst*

GPSR Compliance

The European Union's (EU) General Product Safety Regulation (GPSR) is a set of rules that requires consumer products to be safe and our obligations to ensure this.

If you have any concerns about our products, you can contact us on

ProductSafety@springernature.com

In case Publisher is established outside the EU, the EU authorized representative is:

Springer Nature Customer Service Center GmbH
Europaplatz 3
69115 Heidelberg, Germany

www.ingramcontent.com/pod-product-compliance
Ingram Content Group UK Ltd.
Pitfield, Milton Keynes, MK11 3LW, UK
UKHW051252180426
11947UKWH00020B/1664